Aamir Al Mosawi

Uma nova abordagem terapêutica para o tratamento da paralisia cerebral

Aamir Al Mosawi

Uma nova abordagem terapêutica para o tratamento da paralisia cerebral

ScienciaScripts

Cover image: www.ingimage.com

This book is a translation from the original published under ISBN 978-620-2-07134-5.

Publisher:
Sciencia Scripts
is a trademark of
Dodo Books Indian Ocean Ltd. and OmniScriptum S.R.L publishing group

120 High Road, East Finchley, London, N2 9ED, United Kingdom
Str. Armeneasca 28/1, office 1, Chisinau MD-2012, Republic of Moldova, Europe
Printed at: see last page
ISBN: 978-620-8-26282-2

Conteúdo

Prefácio

A paralisia cerebral é a deficiência motora mais comum na infância. Trata-se de um grupo de perturbações motoras crónicas resultantes de uma lesão não progressiva (estática) do cérebro em desenvolvimento.

Não existe uma intervenção específica utilizada para melhorar o desenvolvimento motor e as capacidades de aprendizagem na paralisia cerebral.

O objetivo deste livro é descrever uma nova abordagem terapêutica para o tratamento da paralisia cerebral infantil. A utilização deste novo regime terapêutico foi associada a um efeito dramático no desenvolvimento motor e nas capacidades de aprendizagem sem a ocorrência de quaisquer efeitos adversos em todos os doentes tratados.

CAPÍTULO 1

DOENÇA DE LITTLE

A paralisia cerebral é uma doença estática, não progressiva, caracterizada por um défice motor central causado por um evento lesivo que provoca perturbações permanentes não progressivas no cérebro em desenvolvimento do feto ou do bebé antes da maturação do sistema nervoso central.

A paralisia cerebral não é uma doença específica única, mas é, de facto, um grupo de perturbações provocadas por uma variedade de causas. É uma das doenças incapacitantes mais comuns da infância, ocorrendo em cerca de 2 por cada 1000 nados vivos.

William John Little (Figura 1.1) foi o primeiro a fornecer uma descrição exacta e pormenorizada da doença. William John Little (1810-1894), um cirurgião inglês que relatou a sua observação da diplegia espástica infantil.

A diplegia espástica, que é o primeiro tipo de paralisia cerebral cientificamente registado, foi chamada por muitos autores de "Doença de Little".

William John Little era conhecido por ter tido poliomielite na infância que o deixou com paraparesia do membro inferior esquerdo e talipes graves. A sua aflição contribuiu para o seu interesse especial pelas doenças do movimento dos membros inferiores e pela ortopedia. Little iniciou a cooperação entre cirurgiões ortopédicos e neurocirurgiões no tratamento da paralisia cerebral espástica e de outras deficiências neuromusculares. Fundou também o Royal Orthopedic Hospital em Londres.

Em 1843, Little descreveu a doença cerebral numa série de palestras proferidas no Royal Orthopedic Hospital. Chamou a esta doença "rigidez espástica dos membros de crianças recém-nascidas". As palestras de Little foram publicadas no Lancet e foram escritas com mais pormenores num livro publicado em 1853. O livro intitulava-se "Nature and Treatment of Deformities" (Natureza e Tratamento das Deformidades).

Em 1861, Little apresentou à Sociedade Obstétrica de Londres um trabalho intitulado "Sobre a influência do parto anormal, dos trabalhos de parto difíceis, dos partos prematuros e da asfixia neonatal, na condição mental e física da criança, especialmente em relação às deformidades".

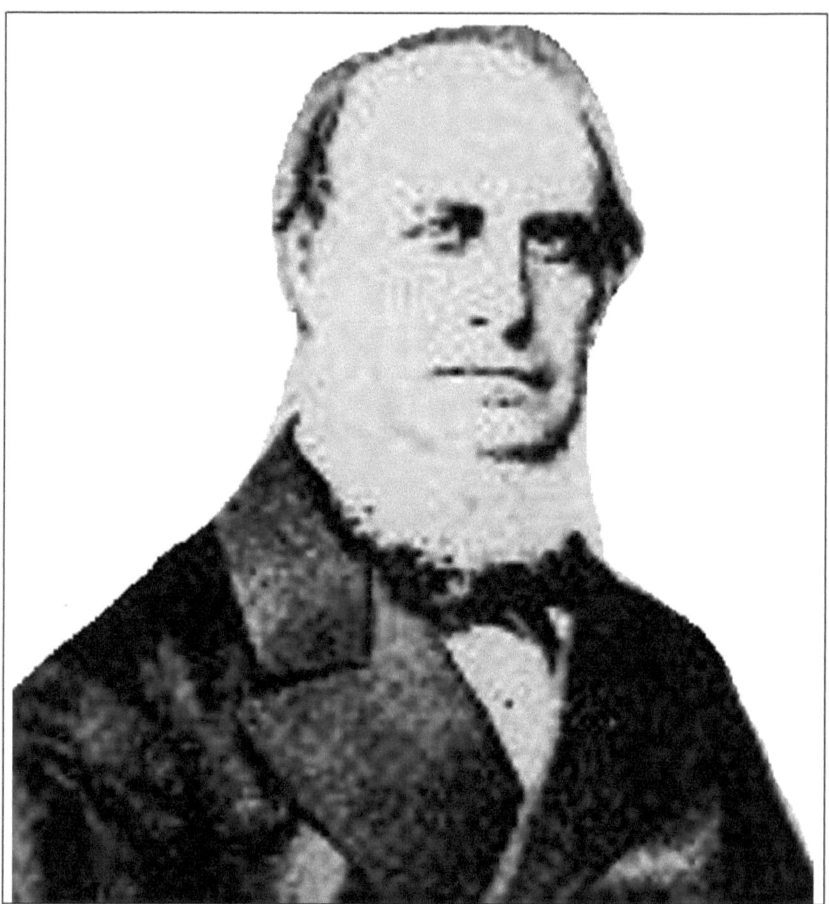

Figura 1.1: William John Little (20 de março de 1845 - 4 de maio de 1915) foi o primeiro a fornecer uma descrição exacta e detalhada da paralisia cerebral no século XIX.

Em cerca de vinte anos de prática em ortopedia no London Hospital, Little observou cerca de 200 doentes com aquilo a que chamou rigidez espástica.

O trabalho científico de Little incluía a etiologia da doença e a sua descrição dos doentes era gráfica e de excelente qualidade.

William John Little sublinhou que a paralisia cerebral era o resultado de um problema na altura do nascimento. Considerava que o parto difícil, o nascimento prematuro e a asfixia peri-natal eram factores de risco importantes.

Little também enfatizou a importância das lesões de nascimento e das anomalias neonatais. Ele acreditava que há uma falta de desenvolvimento cerebral pré-natal em pacientes com paralisia cerebral.

Pequenas descrições esclareceram que as manifestações da paralisia cerebral podem incluir as seguintes:

1-Deficiência mental.
2-Defeitos da fala.
3-Dificuldades de alimentação e de deglutição.
4 - Incapacidade funcional dos membros superiores.
5-Constipação.
6-A ocorrência de deformações típicas nos membros inferiores.
7-Hemiplegia e epilepsia.
8 - Os casos ligeiros podem não apresentar qualquer manifestação para além do embaraço, e os doentes têm uma função intelectual normal.

Little estabeleceu certos princípios de tratamento da paralisia cerebral. Tratou a maioria dos doentes de forma conservadora e utilizou a tenotomia como último recurso. Vale a pena mencionar que Little introduziu a operação de tenotomia subcutânea no seu país depois de Stromeyer o ter operado com grande benefício para o pé boto de que sofria.

BIBLIOGRAFIA

Evans ES. Paralisia Cerebral. Proc R Soc Med. 1946 Abr; 39(6):317-20. PMID: 19993291.

Richardson JE. A doença de Little, com especial referência ao seu tratamento. Lond Hosp Gaz 1946 Dec; 49(7 Suppl): ii-viii. PMID: 20281934.

Little EM. Observações sobre o tratamento da paraplegia espástica (doença de Little): Introdução a uma discussão na Subsecção de Ortopedia do XVII Congresso Internacional de Medicina. Br Med J 1913 Nov 1; 2(2757): 1132-5.PMID:20766847.

Oskoui M, Coutinho F, Dykeman J, Jette N, Pringsheim T . Uma atualização sobre a prevalência da paralisia cerebral: uma revisão sistemática e meta-análise. Developmental Medicine & Child Neurology 2013; 55 (6): 509-19. PMID: 23346889.

Panteliadis C, Panteliadis P, Vassilyadi F. Marcas na história da paralisia cerebral: da antiguidade a meados do século XX. Brain & Development 2013; 35 (4): 285-92. PMID: 22658818.

CAPÍTULO 2

PARALISIA CEREBRAL: ANTECEDENTES HISTÓRICOS

Durante a década de 1880, Sir William Richard Gowers (Figura 2.1), um neurologista britânico, apoiou as ideias de Little sobre a relação entre a paralisia dos recém-nascidos e os partos difíceis, e chamou à doença "paralisia de parto" e classificou as paralisias de parto em dois tipos: periféricas e cerebrais.

Sir William Osler analisou muitos casos da doença e tentou classificá-la de acordo com o local das anomalias no corpo e com a causa subjacente. Sugeriu que os problemas que provocam hemorragias no cérebro poderiam ser a causa subjacente da doença.

Muitos médicos confundiam a paralisia cerebral com a poliomielite. No entanto, o médico nascido no Canadá, Sir William Osler (Figura 2.2), que trabalhava na Pensilvânia durante a década de 1880, chamou a atenção para a possibilidade de a polioencefalite poder ter uma causa infecciosa.

Em 1890, E. Mansel Sympson (Figura 2.3) sublinhou que a paralisia cerebral pode ser congénita e aparecer imediatamente quando a criança está a dar à luz ou pode aparecer mais tarde durante a infância. Sympson relatou dois casos de paralisia cerebral hemiplégica, um congénito e outro infantil.

O primeiro doente relatado por Mansel Sympson tinha dezanove anos e sofria de paralisia cerebral congénita. Era o terceiro filho da sua mãe. A criança nasceu de parto vaginal após um trabalho de parto difícil sem o uso de instrumentos. O rapaz tinha uma paralisia do lado direito aparente à nascença. A perna direita melhorou, mas a direita continuava a ser obviamente mais fraca do que a esquerda.

Durante vários anos, o rapaz teve enxaquecas e, cerca de três anos antes da apresentação, teve um ataque agudo de febre reumática e começou a ter ataques epilépticos.

Sympson considerou que a criança tinha paralisia cerebral espástica congénita que foi atribuída a uma atrofia cerebral localizada.

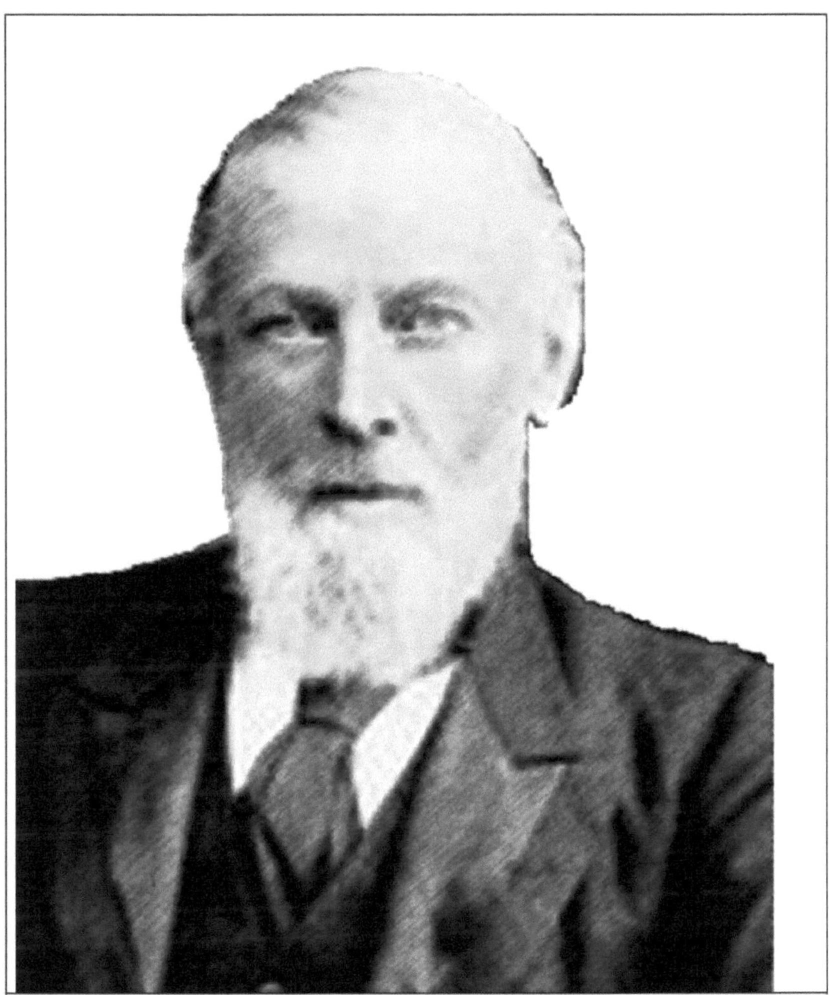

Figura 2.1: Sir William Richard Gowers (20 de março de 1845 - 4 de maio de 1915), um neurologista britânico, apoiou as ideias de Little sobre a relação entre a paralisia dos recém-nascidos e os partos difíceis, e chamou à doença "paralisia de nascença"

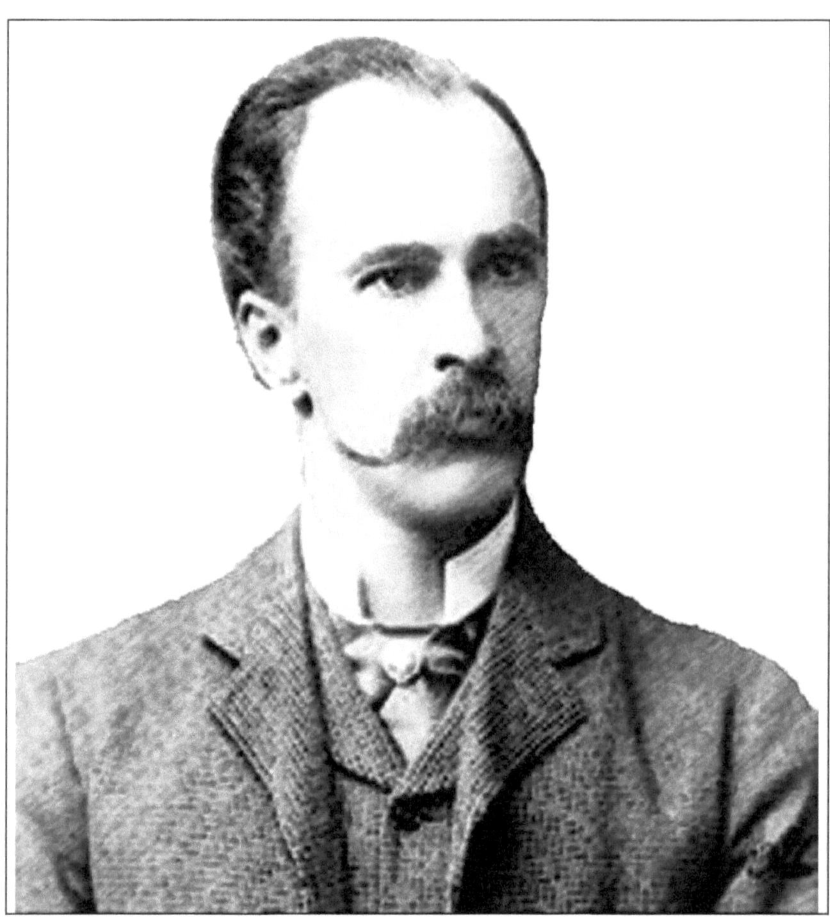

Figura 2.2: Sir William Osler, 1º Baronete (12 de julho de 1849 - 29 de dezembro de 1919) foi um médico canadiano que foi um dos quatro professores fundadores do Hospital Johns Hopkins

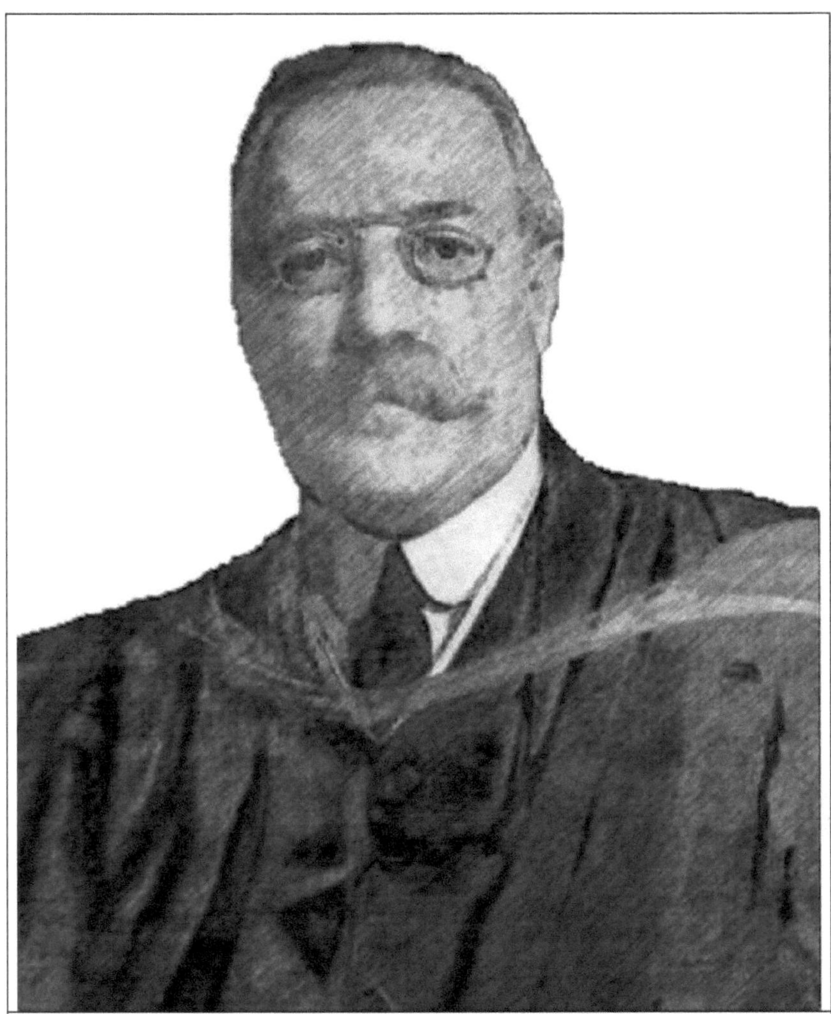

Figura 2.3: Em 1890, o Dr. E. Mansel Sympson sublinhou que a paralisia cerebral pode ser congénita e aparente à nascença ou que a paralisia cerebral pode tornar-se aparente mais tarde durante a infância

O segundo caso descrito por Sympson foi o de uma rapariga de treze anos que foi considerada como tendo paralisia cerebral não espástica infantil. A rapariga permaneceu aparentemente saudável até aos três anos e meio de idade, altura em que desenvolveu afasia e hemiplegia direita associadas a uma infeção viral por sarampo. A sua fala nunca mais foi tão boa depois disso.

O neurologista austríaco Sigmund Freud (Figura 2.4), que mais tarde se tornou conhecido como psiquiatra, sugeriu a divisão da perturbação em tipos de acordo com as causas, incluindo

Paralisia cerebral causada por problemas presentes à nascença.
Paralisia cerebral causada por problemas que se desenvolvem durante o nascimento.
Paralisia cerebral causada por problemas após o nascimento.

Freud também sugeriu a existência de uma relação entre a localização do problema no cérebro e a localização dos membros afectados. Ele também descreveu os tipos de distúrbios de movimento associados à doença.

Em 1897, Sigmund Freud pensava que o parto difícil não era a causa, mas apenas um sintoma de outros efeitos no desenvolvimento fetal.

Um cirurgião ortopédico, Winthrop Phelps (Figura 2.5), foi o primeiro médico a tratar a doença com base numa perspetiva músculo-esquelética e não numa perspetiva neurológica. Sugeriu a utilização de técnicas cirúrgicas para operar os músculos para ajudar a resolver os problemas de espasticidade e rigidez muscular.

Winthrop Phelps classificou a paralisia cerebral com base numa deficiência motora em cinco tipos:

1-Espasticidade que pode ocorrer em três formas principais, incluindo quadriplegia, monoplegia e hemiplegia.
2-Atetose
3-Ataxia
4-Tremor.
5-Rigidez.

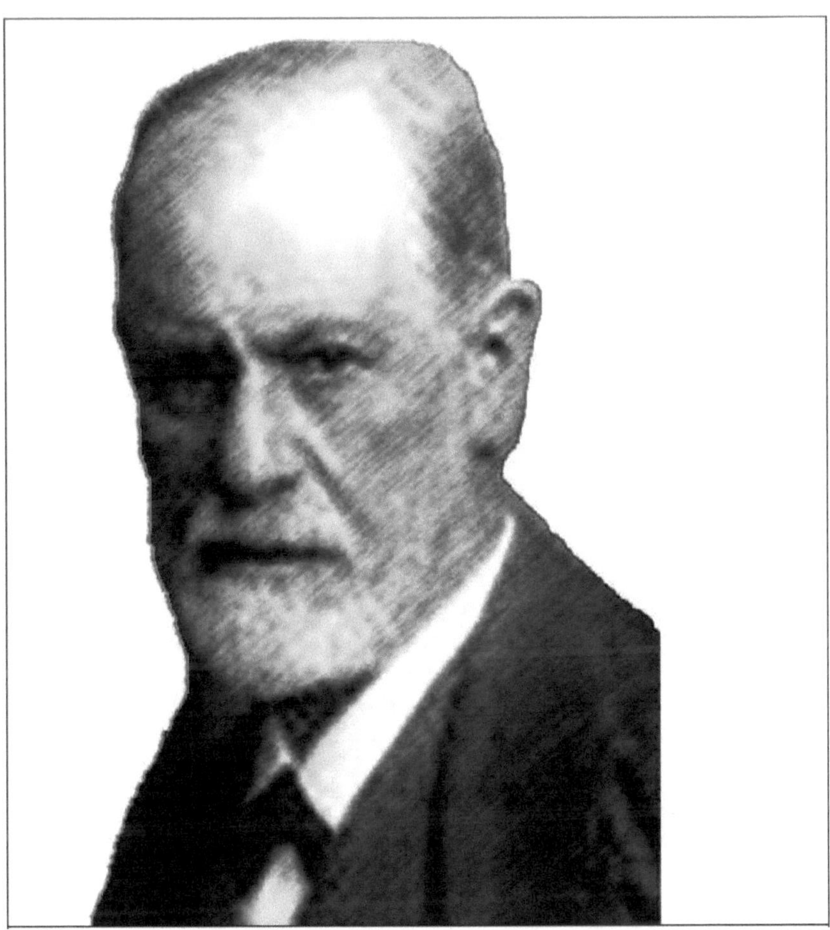

Figura 2.4: Sigmund Freud, neurologista austríaco (1856-1939) que mais tarde se tornou psiquiatra, sugeriu a divisão das perturbações em tipos de acordo com as causas

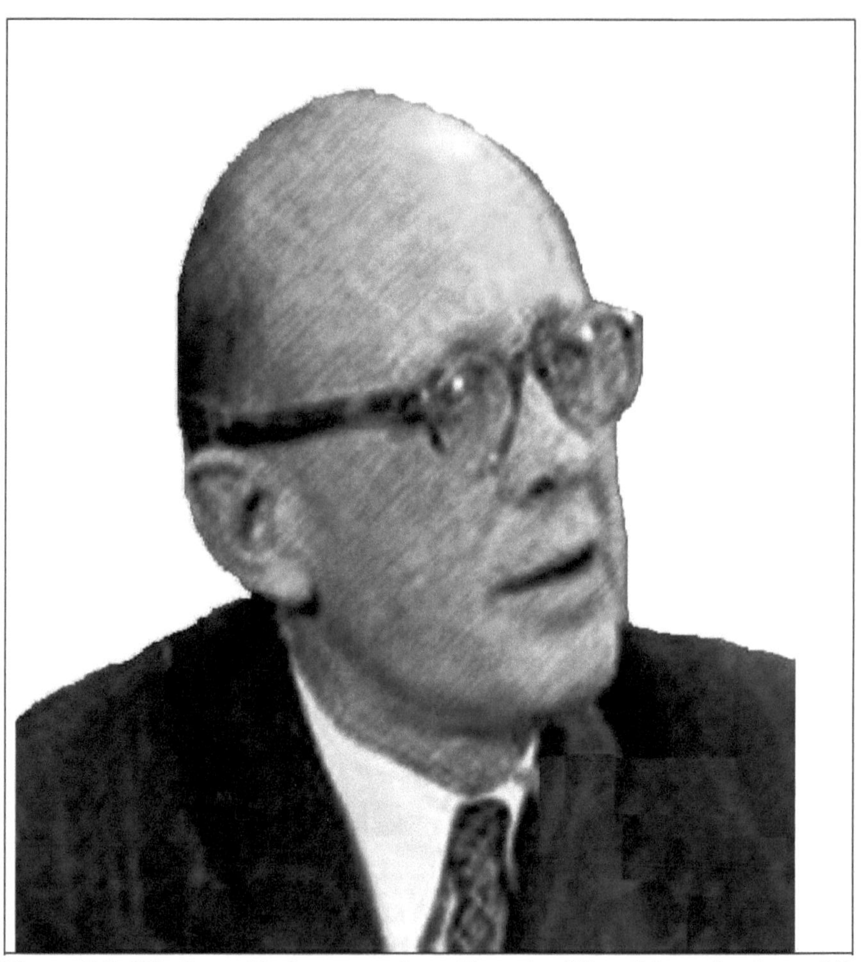

Figura 2.5: Winthrop Phelps , um cirurgião ortopédico, foi o primeiro médico a tratar a doença com base numa perspetiva músculo-esquelética e não numa perspetiva neurológica

A espasticidade é causada por uma lesão do córtex cerebral associada a uma hiperirritabilidade do músculo espástico a todos os estímulos. O fenómeno básico subjacente é o reflexo de estiramento espástico, que é uma contração incontrolável de um músculo espástico quando o seu músculo antagonista tenta contrair-se.

A atetose é causada por uma lesão dos gânglios basais que faz com que os movimentos involuntários interfiram com os movimentos normais.

Winthrop Phelps dividiu a atetose em atetose sem tensão e atetose com tensão.

A atetose não tensional está associada a movimentos involuntários anormais e irregulares que podem ser rápidos ou semelhantes a vermes.

A atetose tensional está associada ao desenvolvimento de tensão secundária devido à tentativa de controlar os movimentos atetóides que são inicialmente voluntários, e a tensão torna-se mais tarde habitual. A tensão pode ser facilmente confundida com espasticidade, mas não existe um reflexo de estiramento espástico.

Em contraste com a diplegia espástica, que está associada a uma elevada possibilidade de atraso mental devido ao facto de a lesão se situar no córtex cerebral, a maioria das crianças com quadriplegia atetóide com tensão tem uma função mental aceitável ou média devido ao facto de a lesão se situar nos gânglios basais.

O profissional de reabilitação física húngaro Andras Peto (Figura 2.6) sugeriu um método para ensinar as crianças com paralisia cerebral a andar e a efetuar outros movimentos básicos. A proposta de Peto estabeleceu as bases para a evolução da fisioterapia para a paralisia cerebral, que se tornou um elemento central do tratamento desta doença.

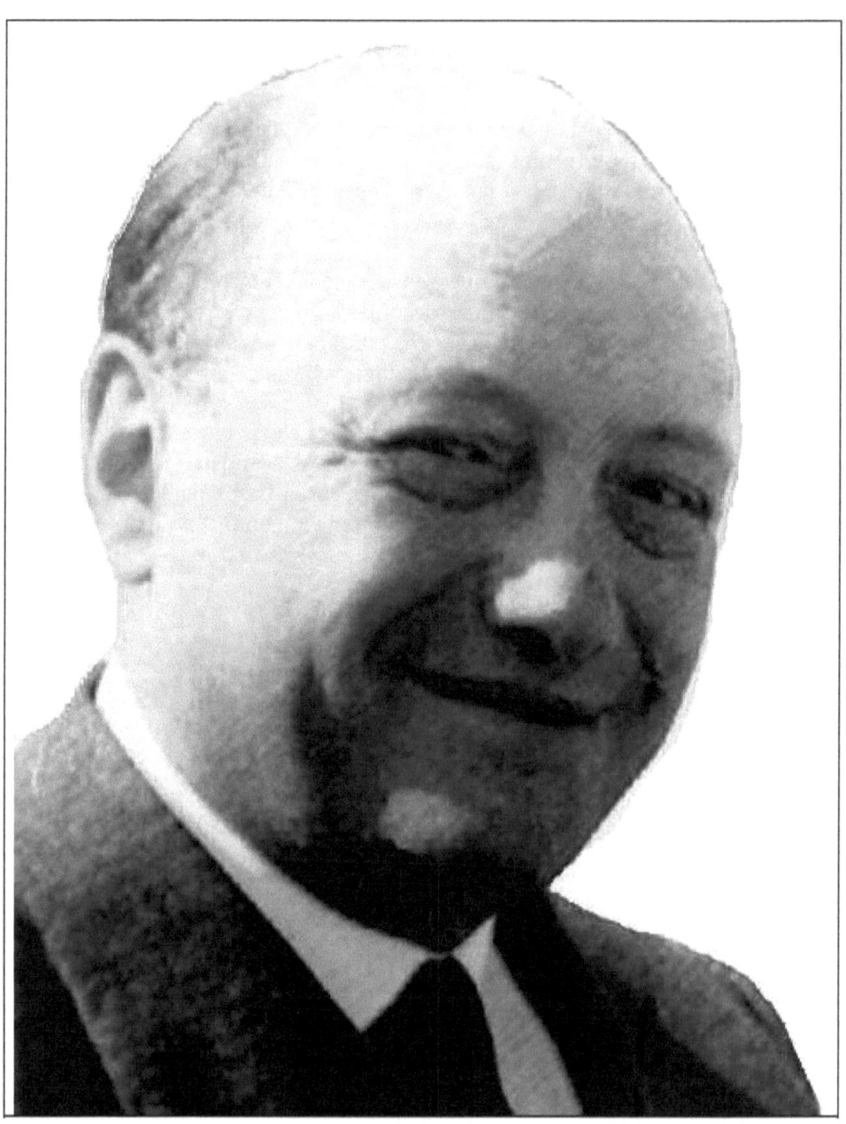

Figura 2.6: Andras Peto, um profissional húngaro da área da reabilitação física, lançou as bases para a evolução da fisioterapia para a paralisia cerebral, que se tornou um elemento central do tratamento desta doença

BIBLIOGRAFIA

Sympson EM. Dois casos de paralisia cerebral congénita e infantil. PMID: 20752938. Br Med J 1890 Feb 8; 1(1519):283-4.

Sutherland GA. Paralisia cerebral. Proc R Soc Med. 1912; 5(Sect Study Dis Child):

166. PMID: 19976354.

Pyles RH. Cal West Med 1925 Dec; 23(12):1576-9. A correção das deformidades de flexão, adução e rotação interna das extremidades inferiores, resultantes da paralisia cerebral da infância. PMID: 18739824.

Evans ES. Paralisia Cerebral. Proc R Soc Med. 1946 Abr; 39(6):317-20. PMID: 19993291.

CAPÍTULO 3

EPIDEMIOLOGIA E ETIOLOGIA DA PARALISIA CEREBRAL

Foi referido que a paralisia cerebral ocorre em cerca de 2 a 2,5 por 1000 nados-vivos. No entanto, ocorre a uma taxa inferior de cerca de 1 por 1000 nados vivos de termo. Foi sugerido que a doença pode ocorrer mais frequentemente em populações mais pobres.

A taxa de paralisia cerebral é mais elevada no sexo masculino do que no feminino. Alguns relatórios europeus sugerem que a doença é 1,3 vezes mais comum no sexo masculino.

Pensou-se que a diferença nas taxas de incidência ou prevalência comunicadas em diferentes regiões geográficas dos países desenvolvidos poderia ser atribuída às discrepâncias nos critérios utilizados para a inclusão e exclusão de doentes, como as crianças com paralisia cerebral ligeira.

Os relatórios sugerem um aumento moderado, mas significativo, da prevalência da paralisia cerebral durante as décadas de 1970 e 1990. Este aumento foi atribuído sobretudo ao aumento do número de bebés com baixo peso à nascença e à melhoria da taxa de sobrevivência destes bebés. Durante a década de 2000, havia a impressão de que os avanços nos cuidados obstétricos e neonatais não estavam associados a uma redução percetível do número de casos de paralisia cerebral.

Uma vez que a incidência de paralisia cerebral aumenta com os bebés prematuros ou com bebés de muito baixo peso, independentemente da qualidade dos cuidados, especula-se que os avanços nos cuidados prestados aos bebés prematuros, que conduziram a uma melhor taxa de sobrevivência, nivelaram os possíveis efeitos benéficos dos avanços nos cuidados obstétricos e neonatais.

A introdução de cuidados médicos sofisticados em áreas com cuidados médicos menos adequados tem sido considerada o fator mais importante na redução do número de casos de paralisia cerebral.

Durante o ano de 2016, houve a impressão de que a incidência e a gravidade da paralisia cerebral estão a diminuir ligeiramente, o que sugere a necessidade de investigação para validar o significado dessa impressão e identificar as intervenções que poderiam eventualmente conduzir a esta melhoria.

O principal fator etiológico que leva ao desenvolvimento da paralisia cerebral é um desenvolvimento anormal ou uma lesão que ocorre em partes do cérebro em desenvolvimento que controlam o movimento, o equilíbrio e a postura.

A leucomalácia periventricular, que pode ser observada na RM cerebral como uma intensidade de sinal anormal da substância branca (Figura 3.1 A, B, C, D), é o achado patológico mais comum na paralisia cerebral. As fibras do trato corticoespinhal para os membros inferiores são mediais às dos membros superiores na substância branca periventricular. As crianças com leucomalácia periventricular têm tipicamente diplegia espástica, o tipo mais comum de paralisia cerebral.

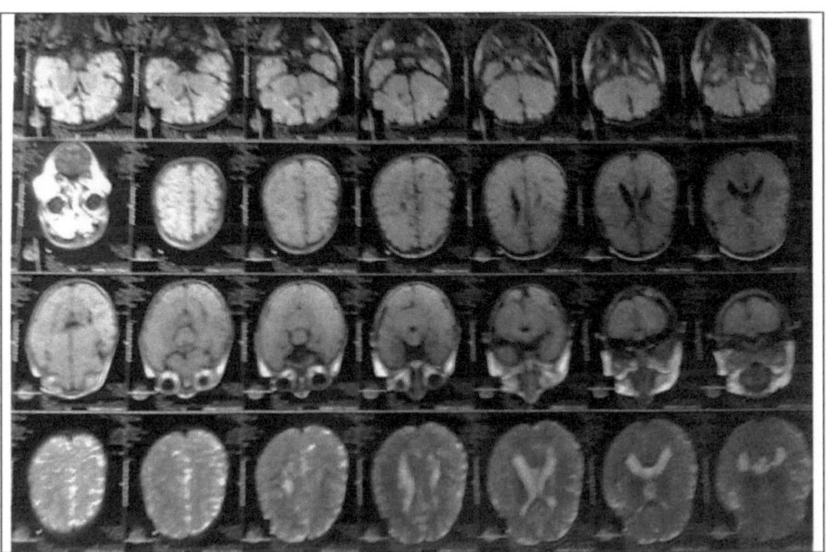

Figura 3.1A: Leucomalácia peri-ventricular observada na RMN cerebral de uma rapariga de 22 meses com paralisia cerebral

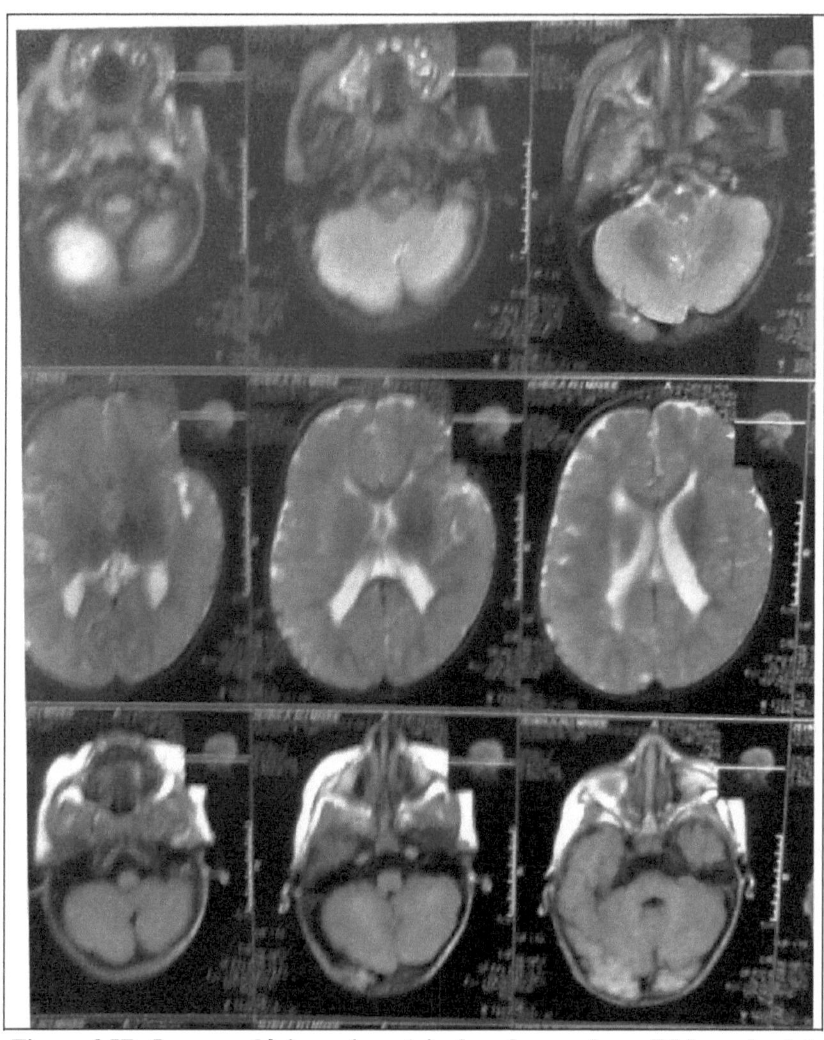

Figura 3.IB: Leucomalácia peri-ventricular observada na RM cerebral de uma rapariga de 22 meses com paralisia cerebral

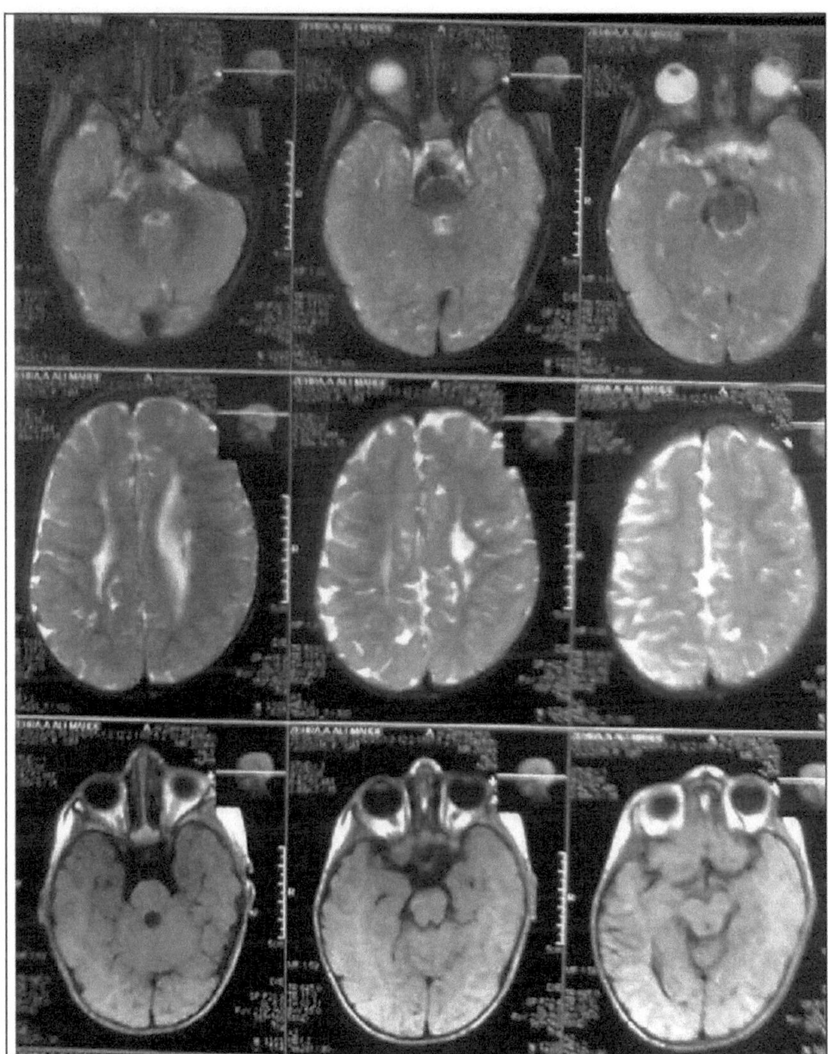

Figura 3.1 C: Leucomalácia peri-ventricular observada na RMN cerebral de uma rapariga de 22 meses com paralisia cerebral

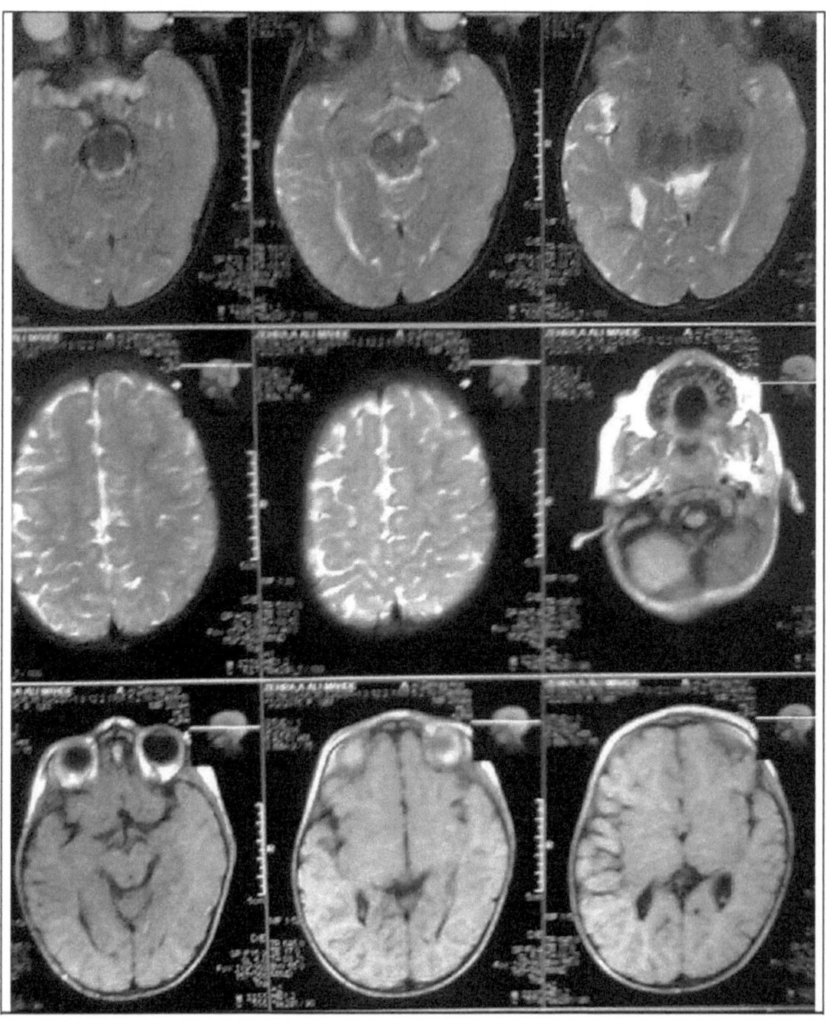

Figura 3.1D: Leucomalácia peri-ventricular observada na RMN cerebral de uma rapariga de 22 meses com paralisia cerebral

A lesão cerebral pode ocorrer durante a gravidez, o parto, o período neonatal ou, menos frequentemente, na infância. A Tabela 3.1 resume as causas e os factores associados à paralisia cerebral.

Table 3.1: Causes and factors associated with the development of cerebral palsy.
Unidentifiable causes
Neonatal anoxia
The association of cerebral palsy with neonatal anoxia was first suggested by John Little in 1843.
Low birth weight (less than 2.5 Kg) and prematurity complicated by anoxia and intra-ventricular and subependymal hemorrhages.
In newborns with a birth weight between 1 kg and 1.5 kg, cerebral palsy may occur in about 6%. In neonates born before 28 weeks of gestation, cerebral palsy may occur in up to 11%. In neonates born between 34 and 37 weeks, cerebral palsy may occur in about 0.4% (three times normal).
Mechanical birth trauma during labor and delivery
Congenital structural malformation of the brain
Cerebral vascular occlusion during the fetal life
Severe neonatal hyperbilirubinemia causing kernicterus
Neonatal brain infection
Respiratory distress syndrome
Neonatal hypoglycemia
Seizures after birth
Genetic causes
About 2% of cerebral palsy patients have inherited condition, and most of inherited cases have autosomal recessive inheritance.
Causes of cerebral palsy during early childhood
Stroke Head trauma Brain hypoxia like in near drowning Meningitis and encephalitis

BIBLIOGRAFIA

Nelson KB, Ellenberg JH. Epidemiologia da paralisia cerebral. Ann Neurol 1978; 19:421-35.

Stanley EJ, Watson L. As paralisias cerebrais na Austrália Ocidental: tendências 1968-1981. Am J Obstet Gynecol 1988; 158: 89-93.

Pharoah POD, Cooke T, Rosenbloom I, Cooke RWI. Trends in the birth prevalence of cerebral palsy (Tendências na prevalência de paralisia cerebral à nascença). Arch Dis Child 1987; 62: 379-89.

Nelson KB, Ellenberg JH. Antecedentes da paralisia cerebral. Análise univariada de riscos. Am J Dis Child 1985; 139:1031-8.

Stanley FJ, English DR. Prevalência e factores de risco de paralisia cerebral numa coorte populacional total de bebés com baixo peso à nascença (<2000g). Dev Med Child Neurol 1986; 28:559-68.

Nelson KB, Ellenberg JH. Antecedentes da paralisia cerebral. II Análise multivariada do risco. N Engl J Med 1986; 315:81-6.

Blair E, Stanley FJ. Asfixia intraparto: uma causa rara de paralisia cerebral. J Pediatr 1988; 122:575-9.

Nelson KB. Que proporção de paralisia cerebral está relacionada com asfixia de nascimento? J Pediatr 1988; 112:572-3.

Mwaniki MK, Atieno M, Lawn JE, Newton CR. Resultados do neurodesenvolvimento a longo prazo após insultos intra-uterinos e neonatais: uma revisão sistemática. The Lancet 2012; 379 (9814): 445-52. PMC 3273721.PMID: 22244654.

McIntyre S, Taitz D, Keogh J, Goldsmith S, Badawi N, Blair E. Uma revisão sistemática dos factores de risco para paralisia cerebral em crianças nascidas a termo em países desenvolvidos. Medicina do Desenvolvimento e Neurologia Infantil 2013; 55 (6): 499-508. PMID: 23181910.

Ellenberg JH, Nelson KB. A associação de paralisia cerebral com asfixia de nascimento: um atoleiro de definição. Medicina do Desenvolvimento e Neurologia Infantil 2013; 55 (3): 210-6. PMID: 23121164.

Paul E. Etiologia e epidemiologia da paralisia cerebral. Pediatria e Saúde Infantil 2016; 26 (9): 367-372.

Emily S, Rehana AS, Philippa M, Maria M, Sarah M, Nadia B, Crowther, Caroline A. Intervenções pré-natais e intraparto para prevenir a paralisia cerebral: uma visão geral das revisões sistemáticas da Cochrane. Base de dados Cochrane de revisões sistemáticas 2017. PMID: 28786098.

CAPÍTULO 4

CLASSIFICAÇÕES CLÍNICAS E DIAGNÓSTICO DA PARALISIA CEREBRAL

As três classificações comuns da paralisia cerebral baseiam-se no tipo de deficiência motora, na distribuição topográfica da espasticidade muscular e nas restrições às actividades. A Tabela 4.1 apresenta a classificação da paralisia cerebral de acordo com o tipo de deficiência motora, que reflecte o local da lesão no cérebro. A Tabela 4.2 mostra a classificação da paralisia cerebral espástica de acordo com a distribuição da espasticidade muscular.

Table 4.1 :Type of motor impairment classification of cerebral palsy
Spastic cerebral palsy
Spastic cerebral palsy is the most common type of cerebral palsy occurring in about 70% of cases. This type results from damage to motor cortex, upper motor neuron, and corticospinal tract. The presentation of this type is mainly the result of hypertonia causing neuromuscular mobility impairment.
Ataxic
Ataxic cerebral palsy (Figures 4.1A, B) occurs in about 5-10% of cases. It is caused by damage to the cerebellum causing impairment in muscle coordination, movements and balance in the arms, legs, and trunk. Ataxic cerebral palsy is associated with reduction in muscle tone. The most common manifestation of ataxic cerebral palsy is intentional tremor during action which is most noticeable during performing precise movements such as writing with a pencil.
Athetoid/dyskinetic
Athetoid cerebral palsy or dyskinetic cerebral palsy is a non-spastic, extra-pyramidal form of cerebral palsy caused by damage to the basal ganglia which may occur due to bilirubin encephalopathy and hypoxic-ischemic brain injury. This type is associated with both hypertonia and hypotonia causing patient's inability to control muscle tone.
Flaccid/ Hypotonic
The lesion is wide spread in the brain
Mixed type
Mixed type is associated with a combination of features of the other types with variable degrees.

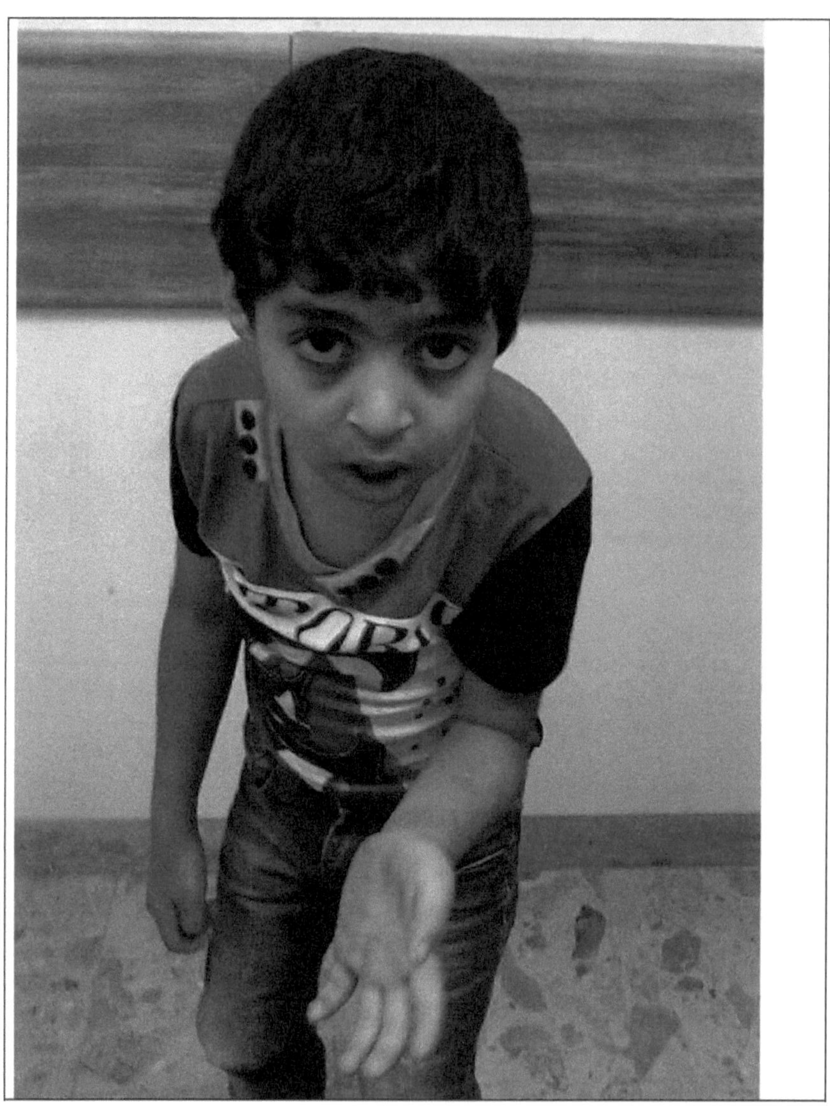

Figura 4.1A: Uma criança com postura cerebral atáxica com postura anormal, movimentos anormais e coordenação deficiente

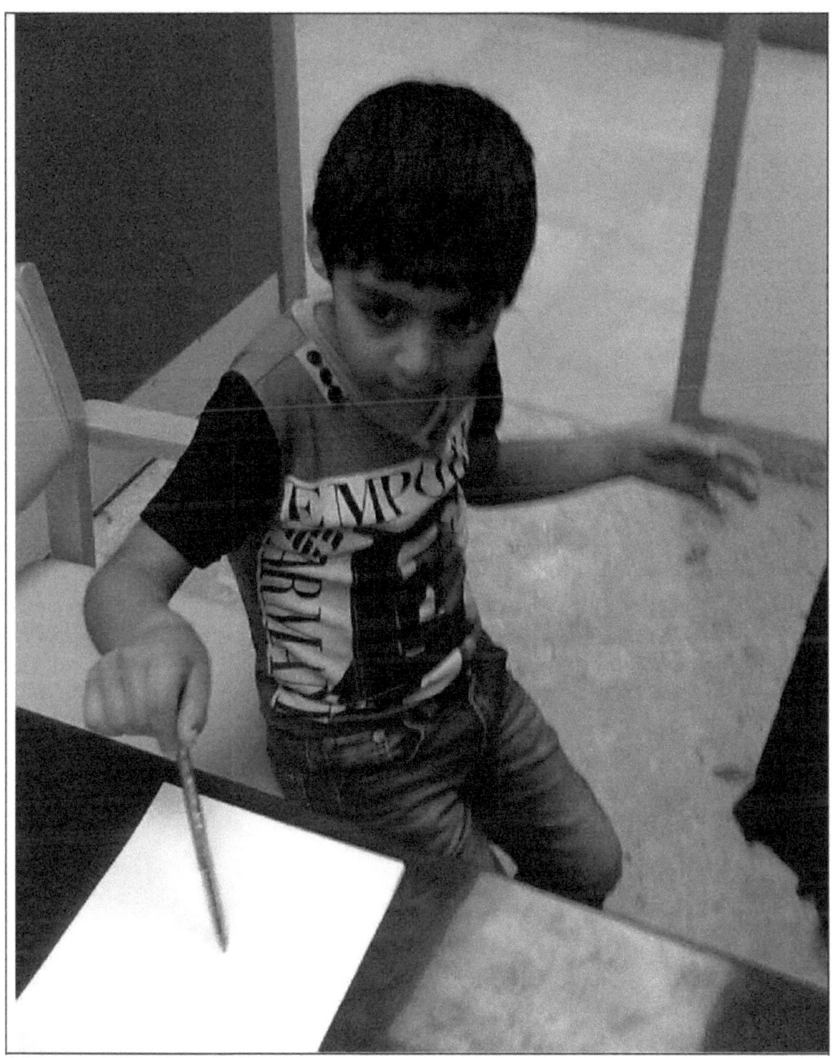

Figura 4.1B: Uma criança com postura cerebral atáxica que tem dificuldade em segurar a caneta e escrever

Table 4.2 :Type of spastic cerebral palsy
Diplegic cerebral palsy
Associated with bilateral involvement of all limbs, but with legs affected more than arms (Figures 4.2A, B, and C).
Hemiplegic cerebral palsy
Associated with unilateral involvement with arm usually more affected than the leg.
Quadriplegic cerebral palsy
Associated with bilateral involvement of all the limbs, but with arms and legs affected equally or arms affected more than legs (Figure 4.3).
Triplegic cerebral palsy
Associated with bilateral involvement of three limbs; usually two arms, and a leg.
Monoplegic cerebral palsy
Affects one limb usually an arm.

A paralisia cerebral espástica é o tipo mais comum de paralisia cerebral, ocorrendo em 70% a 80% de todos os doentes. Pode ser monoplégica, diplégica, triplégica, hemiplégica ou tetraplégica, sendo o córtex cerebral o local da lesão na paralisia cerebral espástica.

Classificações de acordo com as restrições nas actividades que são utilizadas para descrever a mobilidade e a destreza manual em doentes com paralisia cerebral, e incluem:

1-Sistema de Classificação da Função Motora Grossa.
2-Sistema de Classificação das Aptidões Manuais.

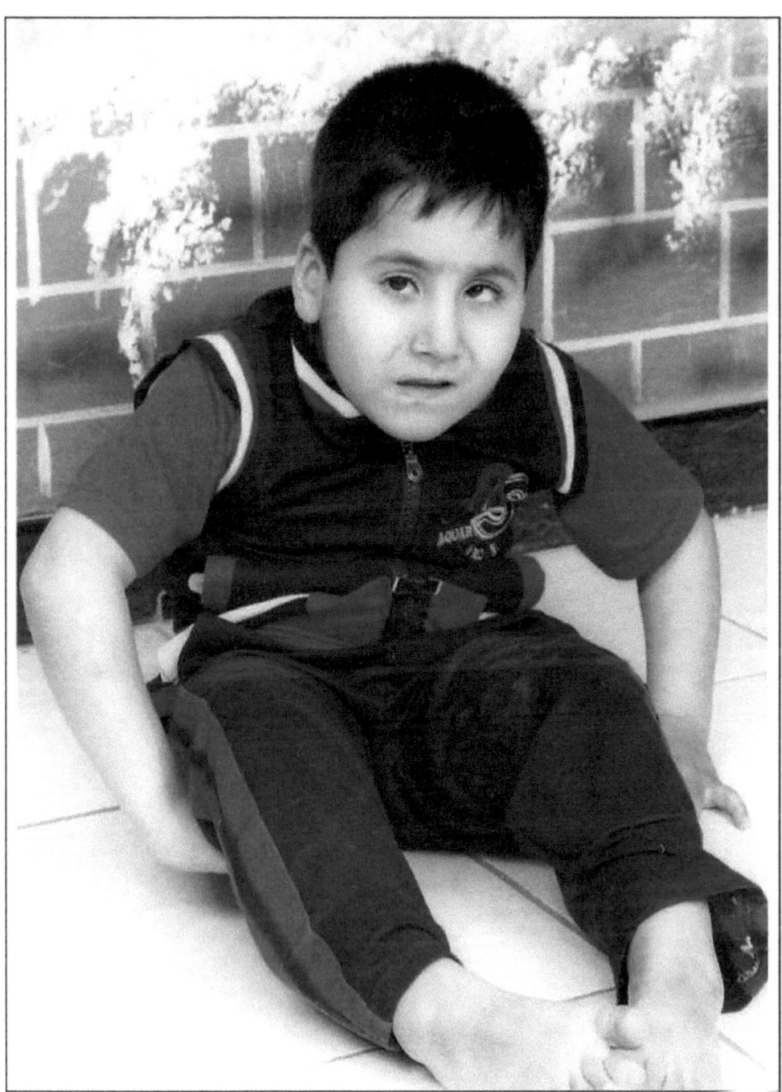

Figura 4.2A: Um rapaz com paralisia cerebral espástica diplégica

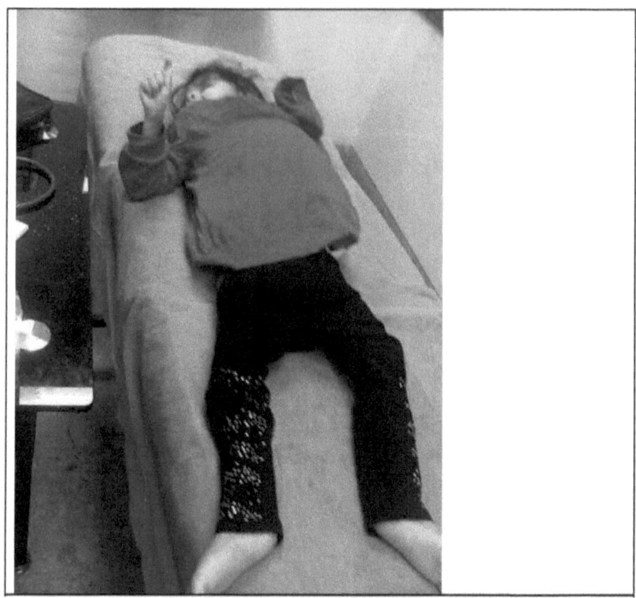

Figura 4.2B: Uma rapariga com paralisia cerebral espástica diplégica

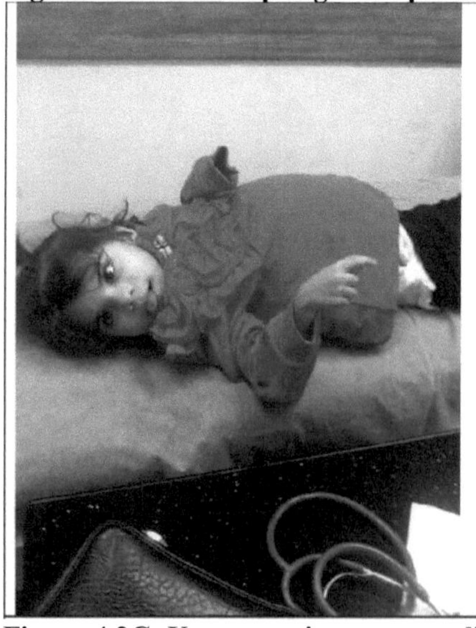

Figura 4.2C: Uma rapariga com paralisia cerebral espástica diplégica

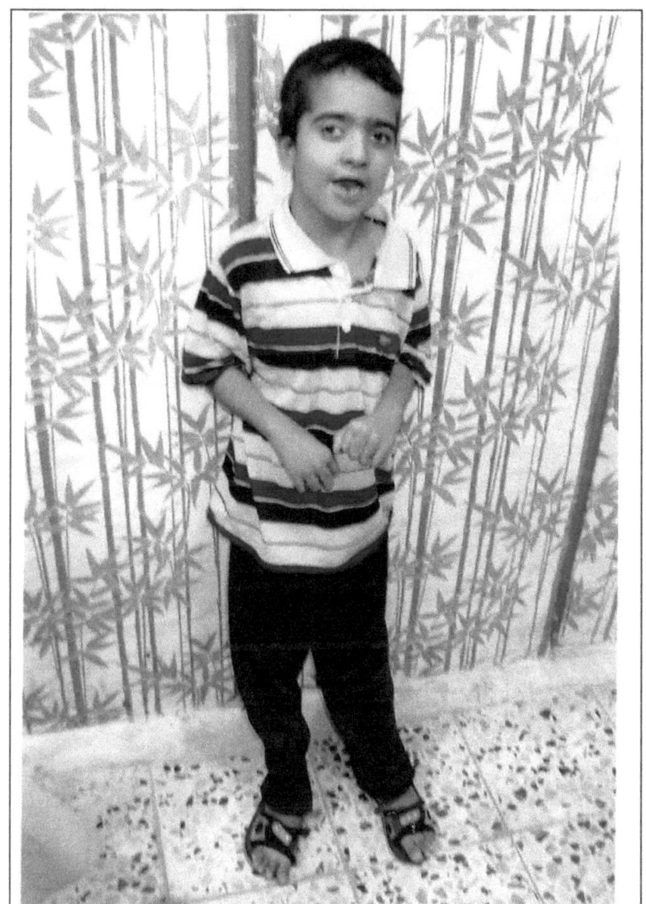

Figura 4.3: um rapaz com paralisia cerebral tetraplégica

BIBLIOGRAFIA

Cheney PD. Pathophysiology of the corticospinal system and basal ganglia in cerebral palsy (Fisiopatologia do sistema corticoespinhal e dos gânglios basais na paralisia cerebral). Mental Retardation and Developmental Disabilities Research Reviews 1997; 3 (2): 153-167.

Hou M, Zhao J, Yu R. Avanços recentes na paralisia cerebral discinética. World J Pediatr 2006; 2(1): 23-28.

Krageloh-Mann I, Horber V. O papel da ressonância magnética na elucidação da patogénese da paralisia cerebral: uma revisão sistemática". Developmental Medicine & Child Neurology 2007; 49 (2): 144- 151.PMID: 17254004.

Jones MW, Morgan E, Shelton JE. Paralisia cerebral: introdução e diagnóstico (parte I). Journal of Pediatric Health Care 2007; 21 (3): 146-152. PMID: 17478303.

Straub, Kathryn S, John EO. Efeitos da paralisia cerebral na função neurofisiológica. Journal of Developmental and Physical Disabilities 2009; 21 (2): 153-167.

CAPÍTULO 5

MANIFESTO CLÍNICO ALINHA E DIAGNÓSTICO DE PARALISIA CEREBRAL

Embora a lesão subjacente à paralisia cerebral seja estática, não progressiva e não se agrave à medida que a criança cresce, os sintomas da doença tornam-se normalmente mais evidentes com o crescimento da criança. Os sintomas e sinais da doença podem aparecer ou mudar à medida que a criança cresce.

Para além dos defeitos primários da função motora grosseira e fina, a apresentação clínica da paralisia cerebral pode incluir problemas associados, tais como problemas de cognição, convulsões, problemas de visão, dificuldades de deglutição, anomalias da fala, disfunção intestinal e da bexiga e deformidades ortopédicas.

Normalmente, a paralisia cerebral torna-se evidente durante a infância, quando a criança começa a mobilizar-se aos 6 a 9 meses de idade. Nota-se uma utilização preferencial dos membros, assimetria ou atraso no desenvolvimento motor grosseiro. A Tabela 5.1 resume os sintomas e sinais de paralisia cerebral.

Os três critérios de diagnóstico da paralisia cerebral incluem:

1-Desenvolvimento neuro-motor defeituoso com dificuldades de movimento e de alternância de postura.

2 - A lesão cerebral é de carácter permanente, mas é estática e não progressiva.

3-Ocorrência de lesão cerebral antes do nascimento ou nos primeiros anos de vida, antes da maturação do sistema nervoso.

Table 5.2: resume as deficiências e complicações associadas à paralisia cerebral.

Table 5.1: The symptoms and signs of cerebral palsy
Abnormalities of posture or balance
Unsteady gait Scissoring: knees come in and cross Toe walking Children with severe cerebral palsy develop an irregular posture because of severe stiffness or marked floppiness
Abnormal tone
Increased muscle tone due to spasticity or dystonia
Decreased muscle tone
Impaired coordination
Delayed motor development
Delayed Sitting Delayed walking
Abnormal reflexes and persistence of primitive reflexes
Cognitive deficit
Associated handicaps and complications
Contractures because of permanent fixed, tight muscles and joints
Joint and bone deformities and

Table 5.2: Associated handicaps and complications of cerebral palsy
Associated handicaps
Intellectual disabilities Seizures Visual and hearing impairment
Speech and language abnormalities
Delayed speech Dysarthria: There are three main types of dysarthria in cerebral palsy: spastic, dyskinetic (athetosis), and ataxic. Apraxia
Feeding difficulties and malnutrition
Chronic pain
Pain may results from tight or shortened muscles, abnormal posture, and joint stiffness.
Chronic sleep abnormalities may result from physical and environmental factors
Skeletal abnormalities
Osteoporosis Scoliosis
Gastro-intestinal problems
Gastro-esophageal reflux Constipation Fecal incontinence
Lower urinary tract symptoms and urinary incontinence
Behavioral disorders

O diagnóstico da paralisia cerebral é geralmente efectuado numa base clínica.

O diagnóstico precoce da paralisia cerebral pode dar melhores oportunidades de proporcionar à criança afetada ajuda em termos de fisioterapia e educação.

A neuroimagiologia com TAC ou RMN está indicada em doentes com paralisia cerebral infantil grave e pode mostrar evidência de atrofia cerebral. A RM é geralmente preferível à TC, devido ao seu rendimento diagnóstico e segurança.

As figuras 5.1 mostram uma criança com paralisia cerebral grave e as figuras 5.2 A, B, C, D e E mostram a RM cerebral da criança, que revelou alterações de atrofia cerebral generalizada, atrofia ligeira das estruturas da fossa posterior com consequente dilatação do quarto ventrículo, para além de um processo isquémico giral difuso e hemorragias pós-isquémicas. Neste caso, a ressonância magnética cerebral sugeriu que a encefalite era a causa subjacente do estado da criança.

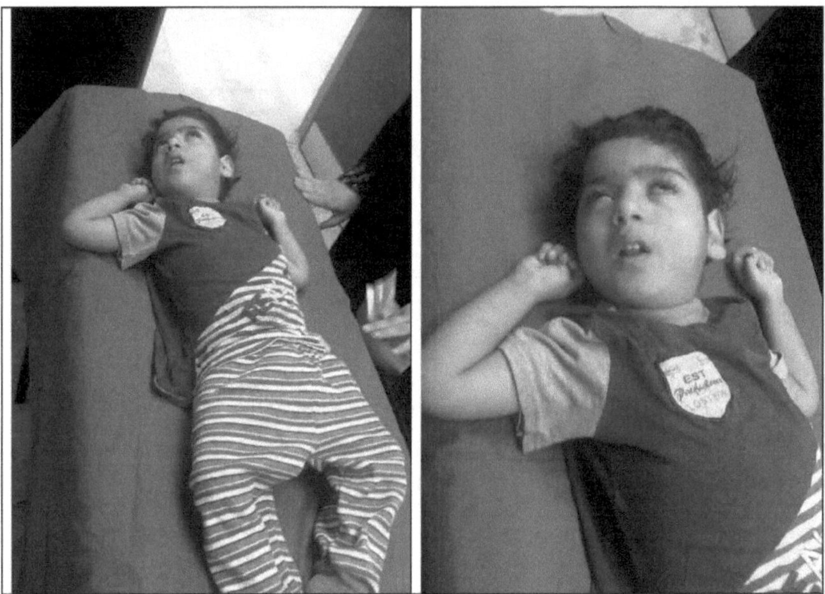

Figuras 5.1: Uma criança com paralisia cerebral grave

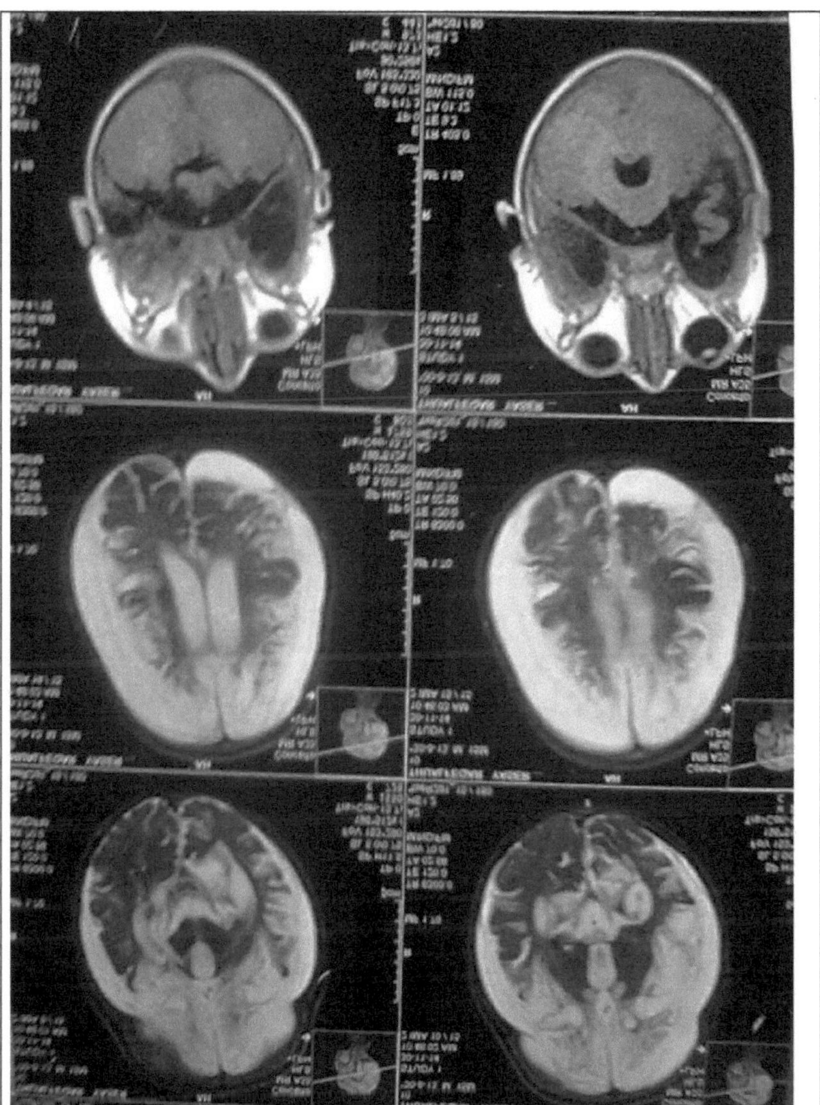

Figura 5.2A: RMN encefálica mostrando alterações de atrofia cerebral generalizada, atrofia ligeira das estruturas da fossa posterior com consequente dilatação do quarto ventrículo, além de processo isquémico giral difuso e hemorragias pós-isquémicas,

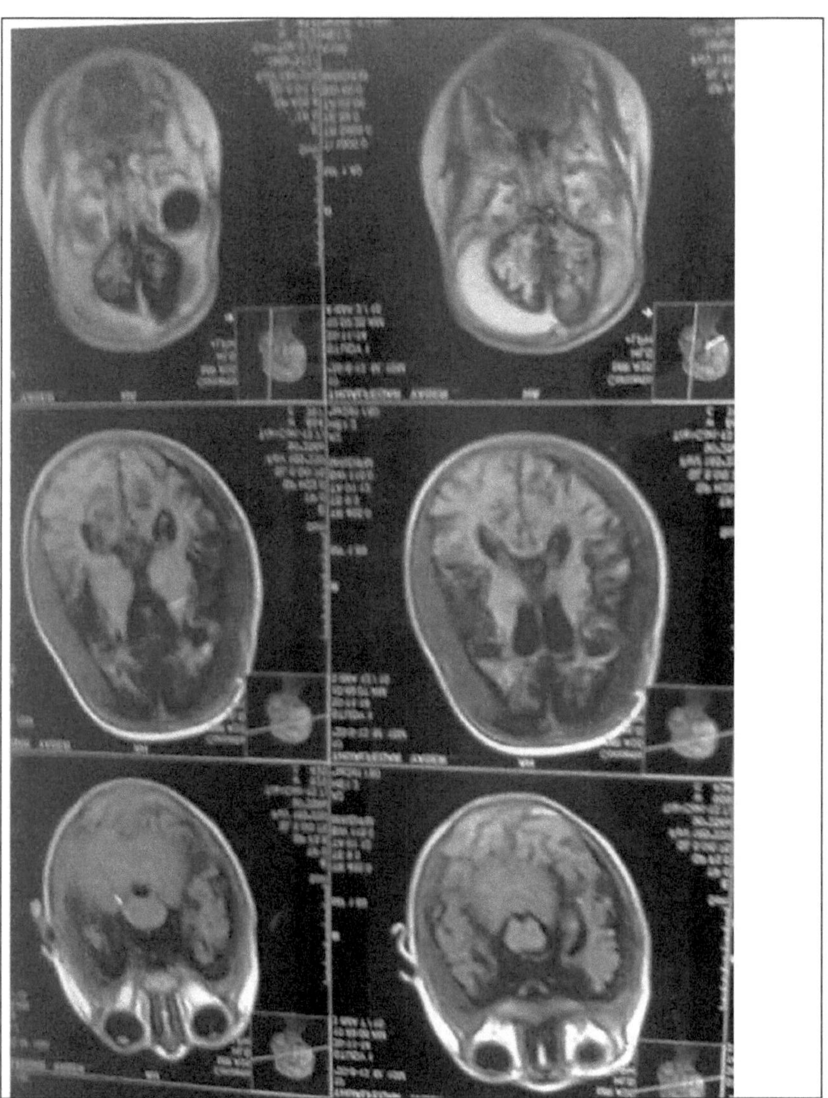

Figura 5.2B: RMN encefálica mostrando alterações de atrofia cerebral generalizada, atrofia ligeira das estruturas da fossa posterior com consequente dilatação do quarto ventrículo, além de processo isquémico giral difuso e hemorragias pós-isquémicas.

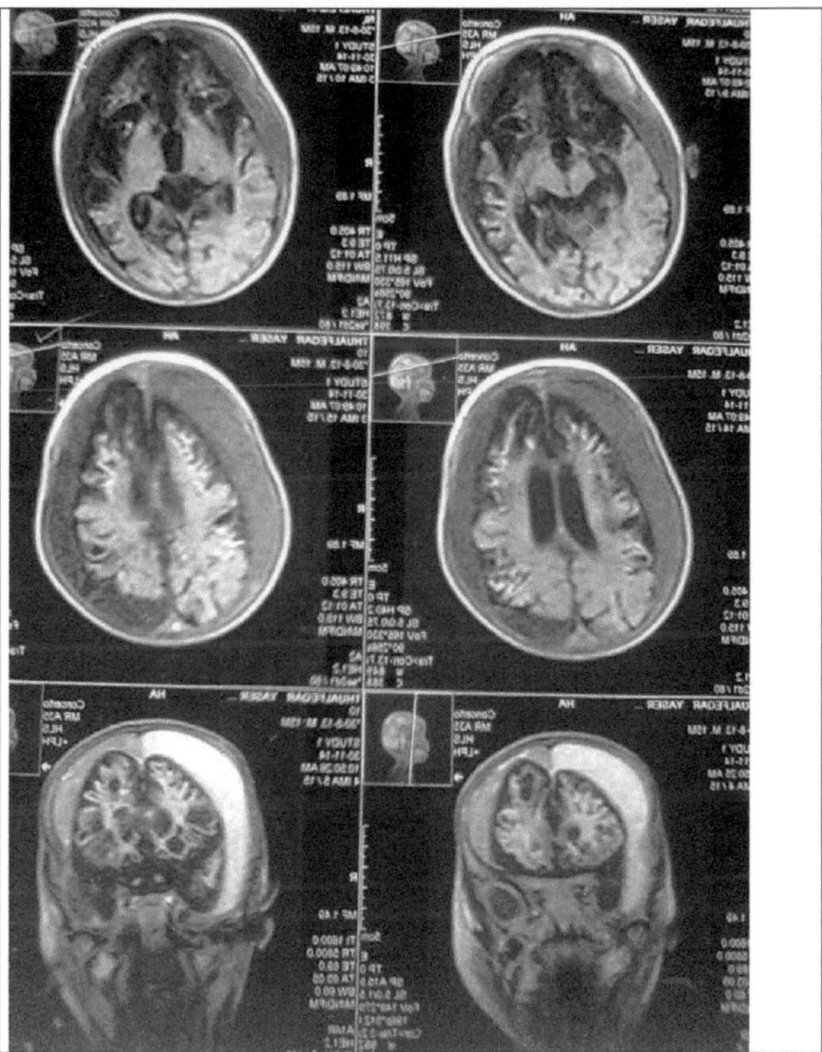

Figura 5.2C: RMN encefálica mostrando alterações de atrofia cerebral generalizada, atrofia ligeira das estruturas da fossa posterior com consequente dilatação do quarto ventrículo, além de processo isquémico giral difuso e hemorragias pós-isquémicas.

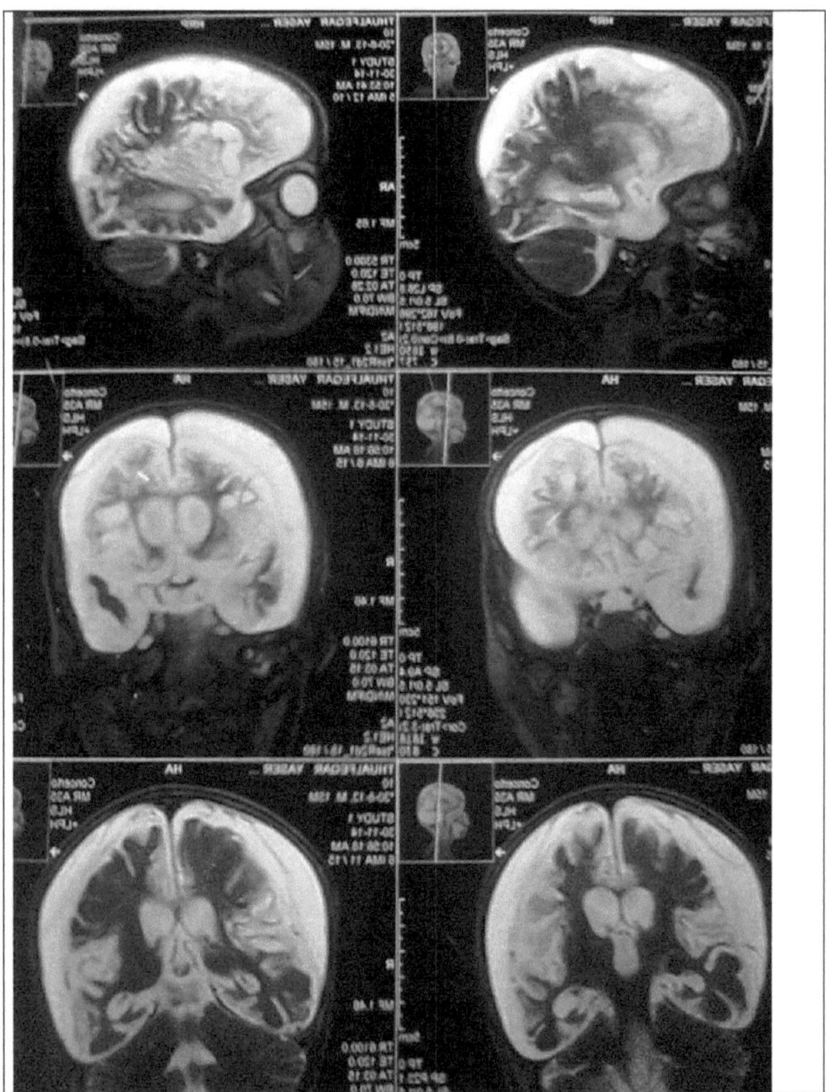

Figura 5.2D: RMN encefálica mostrando alterações de atrofia cerebral generalizada, atrofia ligeira das estruturas da fossa posterior com consequente dilatação do quarto ventrículo, além de processo isquémico giral difuso e hemorragias pós-isquémicas.

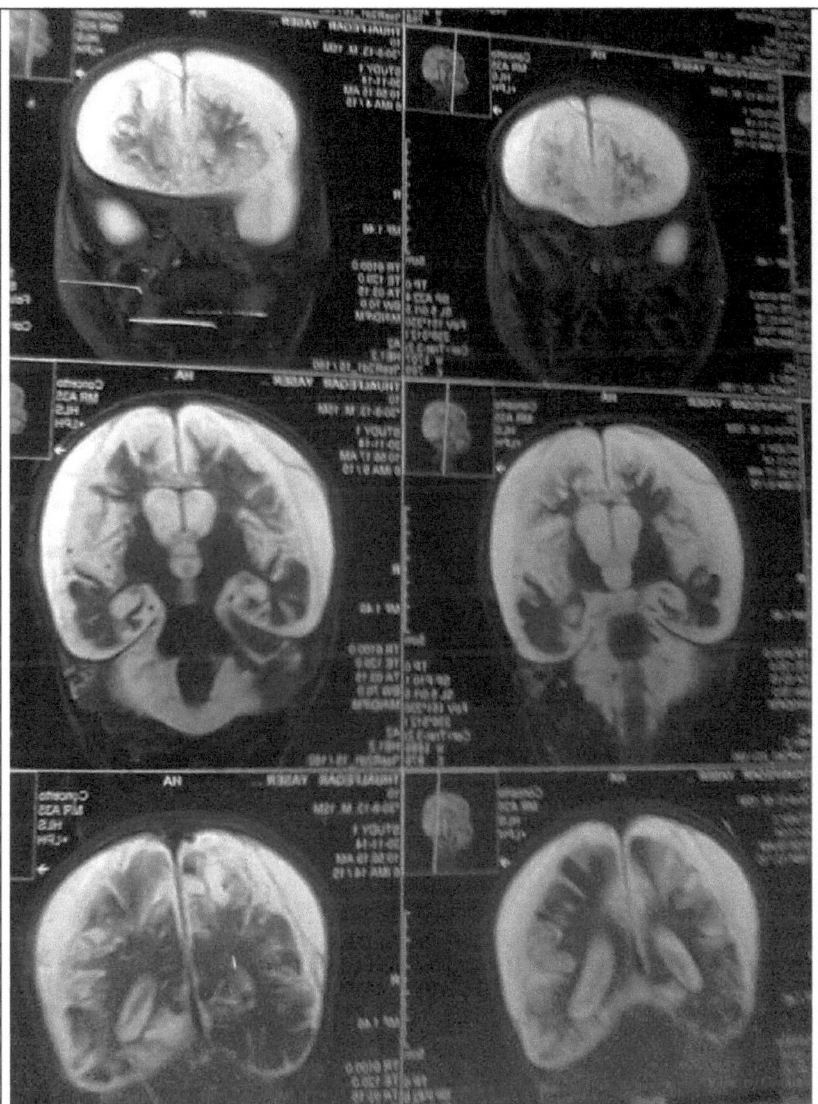

Figura 5.2E: Ressonância magnética cerebral mostrando alterações de atrofia cerebral generalizada, atrofia ligeira das estruturas da fossa posterior com consequente dilatação do quarto ventrículo, além de processo isquémico giral difuso e hemorragias pós-isquémicas,

A figura 5.3 mostra uma menina de dois anos de idade com paralisia cerebral grave e as figuras 5.4 A, B e C mostram a RMN cerebral da criança que revelou alterações de atrofia supratentorial e cerebelar generalizada e hipoplasia vermiana em associação com fossa posterior alargada.

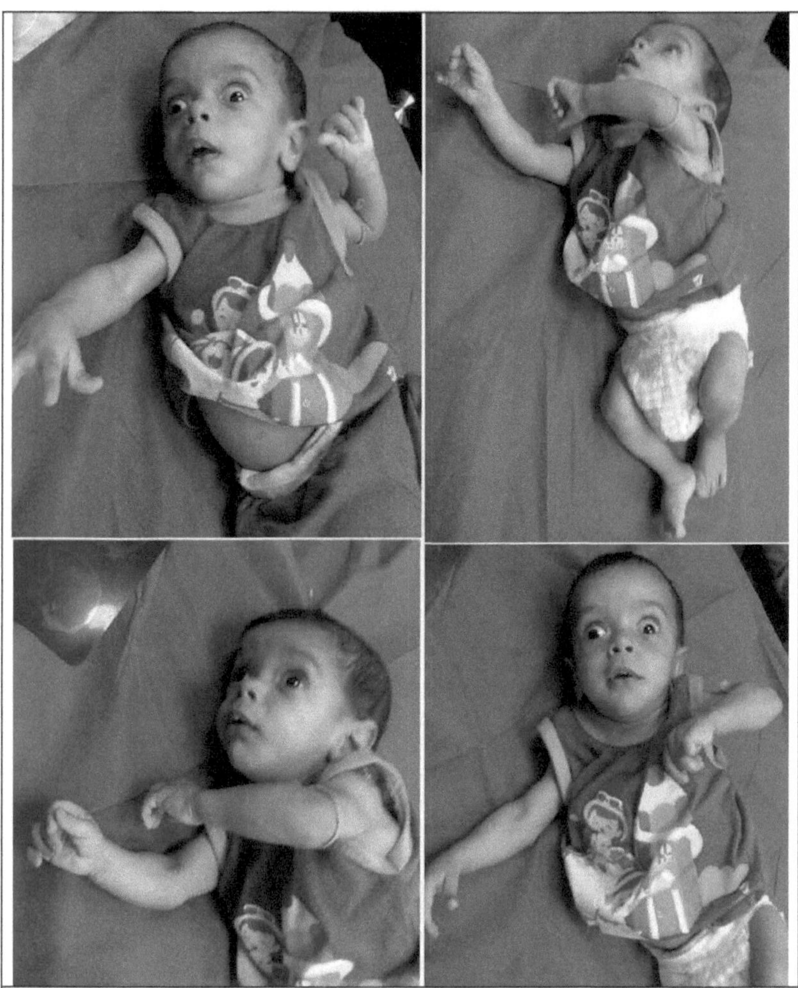

Figuras 5.3 : Uma rapariga de dois anos com paralisia cerebral grave e atrofia cerebelar

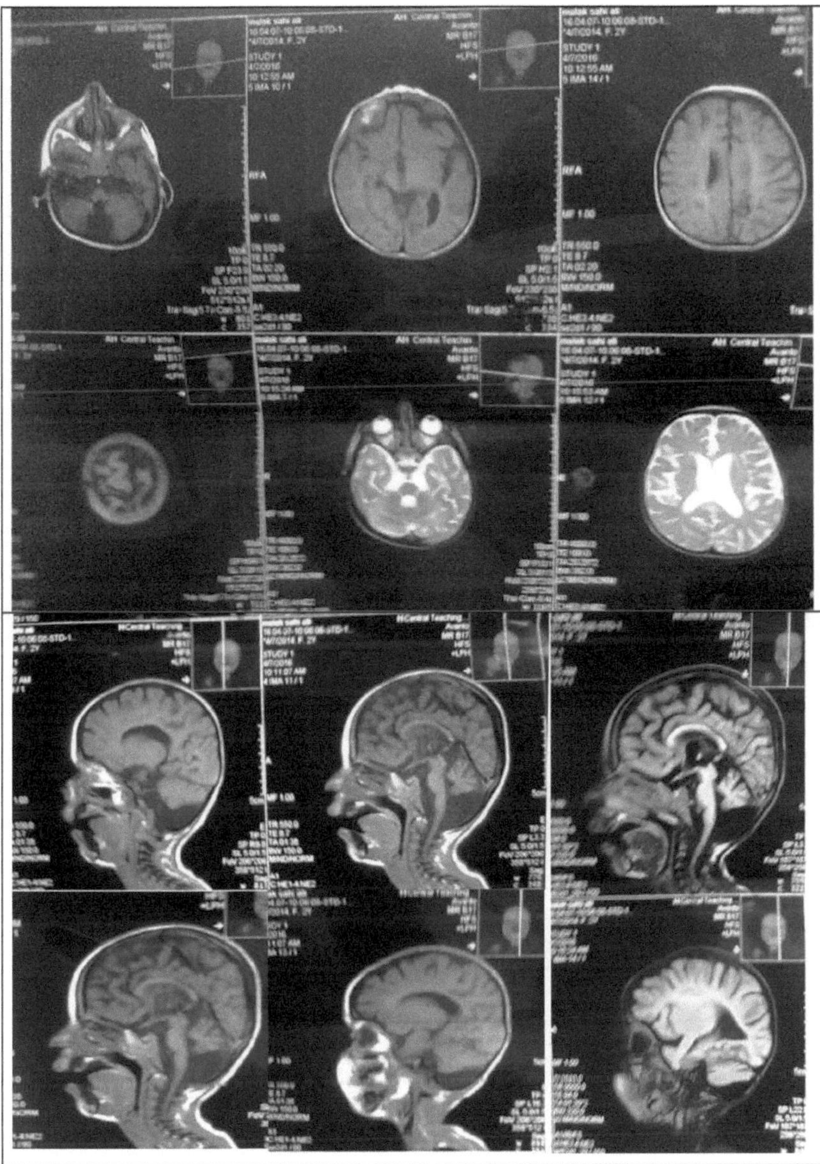

Figura 5.4 A: RMN cerebral de uma rapariga de dois anos que mostra alterações de atrofia supratentorial generalizada e cerebelar.

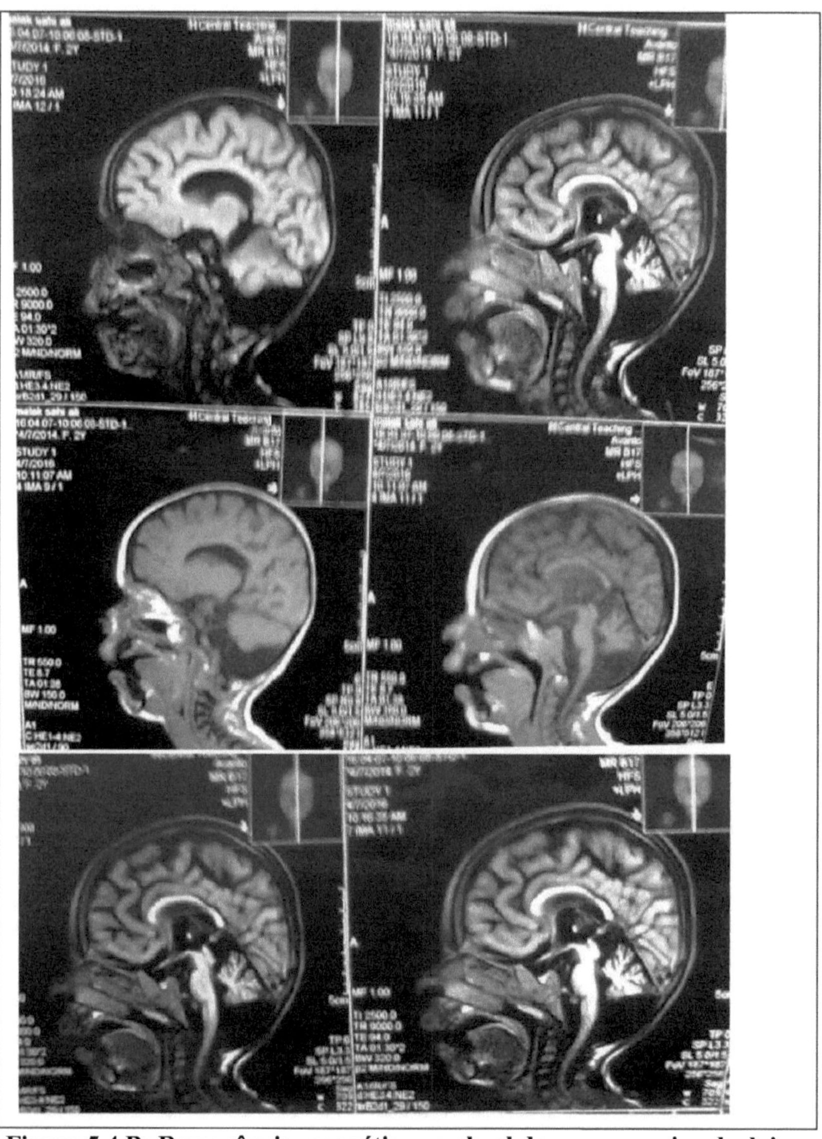

Figura 5.4 B: Ressonância magnética cerebral de uma rapariga de dois anos de idade mostrando alterações de atrofia supratentorial generalizada e cerebelar.

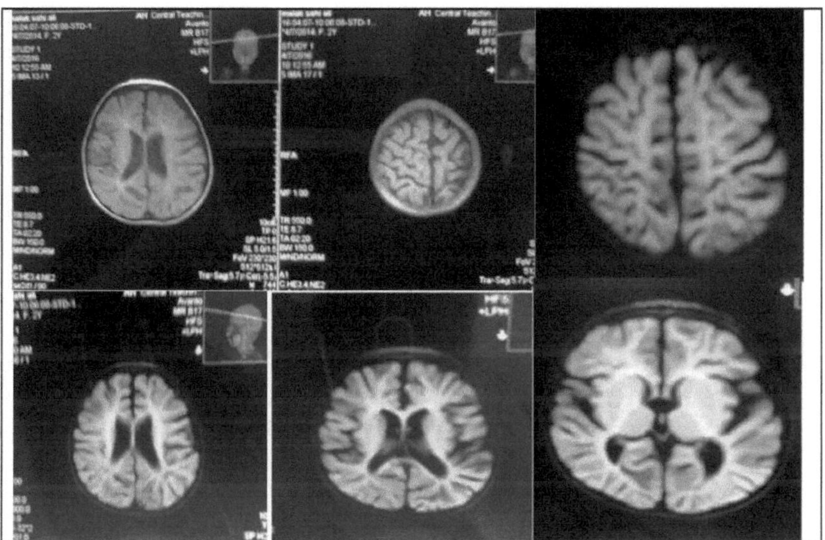

Figura 5.4 C: Ressonância magnética cerebral de uma rapariga de dois anos de idade mostrando alterações de atrofia supratentorial generalizada e cerebelar.

BIBLIOGRAFIA

Anil A, Indreshwar V. Paralisia cerebral em crianças: Uma visão geral. Journal of Clinical Orthopaedics and Trauma 2012; 3 (2): 77-81. PMC 3872805. PMID 26403442.

Adam TH, Juan CG, Kevin JG, Joyce ME, Mark PJ. Symptom Burden in Individuals with Cerebral Palsy (Carga de sintomas em indivíduos com paralisia cerebral). Journal of Rehabilitation Research & Development 2010; 47 (9): 863-67. PMC 3158669 . PMID 21174251.

Sezgi O, Lauren S, Alex M, Darcy F. Informar as diretrizes de prática clínica baseadas em evidências para crianças com paralisia cerebral em risco de osteoporose: uma atualização". Developmental Medicine & Child Neurology 2016; **58** (9): 918- 923. PMID 27435427.

Andrew R. O tratamento cirúrgico da paralisia cerebral. Pediatria e Saúde Infantil 2012; 22 (9): 377-383.

McKeaman KA, Kieckhefer GM, Engel JM, Jensen MP, Labyak S. Pain in children with cerebral palsy: Uma revisão. Journal of Neuroscience Nursing 2004; **26** (5): 252-259. PMID 15524243.

Newman CJ, O'Regan M, Hensey O. Sleep disorders in children with cerebral palsy (Distúrbios do sono em crianças com paralisia cerebral). Developmental Medicine &

Child Neurology 2006; 48 (7): 564-8. PMID: 16780625.

Risha D, Mary R, Cary B. Sleep and Children with Cerebral Palsy (O sono e as crianças com paralisia cerebral): A Review of Current Evidence and Environmental Non-Pharmacological Interventions (Uma revisão das evidências actuais e das intervenções ambientais não farmacológicas). Crianças 2015; 2 (1): 78-88. PMC 4928749: PMID: 27417351.

Kingsnorth S, Orava T, Prowidenza C et al. Chronic Pain Assessment Tools for Cerebral Palsy: Uma Revisão Sistemática". Pediatria 2015; 136 (4): e947- e960. PMID: 26416940.

Bell KL, Samson-Fang L. Gestão nutricional de crianças com paralisia cerebral. Jornal Europeu de Nutrição Clínica 2013; 67: S13-S16. PMID: 24301003.

Krigge KW. Paralisia cerebral: uma visão geral. American Family Physician 2006; 73 (1): 91-100. PMID: 16417071.

CAPÍTULO 6

UMA NOVA ABORDAGEM TERAPÊUTICA PARA O TRATAMENTO DA PARALISIA CEREBRAL INFANTIL

A paralisia cerebral é a deficiência motora mais comum na infância. É uma perturbação motora crónica resultante de um insulto não progressivo (estático) ao cérebro em desenvolvimento. Em 25-50% dos doentes com paralisia cerebral, a causa não pode ser conhecida.

Uma vez que a paralisia cerebral é um grupo heterogéneo de perturbações e não uma doença única, as crianças com paralisia cerebral necessitam geralmente de um plano de tratamento individualizado que proporcione uma combinação de intervenções.

A gestão da espasticidade pode ser um desafio com uma grande variedade de intervenções terapêuticas possíveis. O tratamento da paralisia cerebral tem como objetivo geral ajudar a mobilidade, reduzir ou prevenir contraturas, melhorar o posicionamento e proporcionar conforto.

Não existe uma intervenção específica utilizada para melhorar o desenvolvimento motor na paralisia cerebral infantil. No entanto, os tratamentos podem incluir fisioterapia, medicamentos orais, injecções de toxina botulínica e/ou fenol, baclofeno intratecal, rizotomia dorsal selectiva e cirurgia ortopédica.

O objetivo deste capítulo é descrever uma nova abordagem terapêutica para o tratamento da paralisia cerebral infantil.

ESTERÓIDES ANABOLIZANTES: AS NANDROLONAS (ÉSTERES DE NANDROLONA)

Os esteróides anabolizantes não foram experimentados anteriormente em doentes com paralisia cerebral. O principal risco de sobredosagem é o encerramento prematuro da epífise. No entanto, isto pode ser evitado através de uma utilização intermitente cuidadosa e da monitorização da maturação do esqueleto.

A virilização também é um problema. No entanto, o metandienon e as nandrolonas são menos virilizantes do que outros esteróides anabolizantes e têm sido utilizados em mulheres.

Contrariamente aos derivados da testosterona 17-a, os ésteres de nandrolona não causam retenção de sulfobromoftalina de sódio, pelo que as complicações hepáticas são pouco frequentes com a sua utilização em doses normais e por períodos curtos. As doses médias recomendadas de nandrolona para os lactentes são de 12,5 mg por via intramuscular e para as crianças de 25 mg a cada 2 a 4 semanas.

As nandrolonas são esteróides anabolizantes injectáveis que têm sido utilizados clinicamente sob a forma de ésteres, como o decanoato de nandrolona (Deca-Durabolin, figura 6.1) e o fenilpropionato de nandrolona (Durabolin).

As nandrolonas não são activas por via oral e têm de ser administradas por via intramuscular. Uma nandrolona injetável forma um depósito de libertação lenta com uma longa duração de ação. Os ésteres de nandrolona são considerados pró-fármacos e são rapidamente hidrolisados em nandrolona na circulação.

As nandrolonas foram experimentadas clinicamente em condições associadas a um catabolismo excessivo, tais como vagabundagem grave, cancro, caquexia associada à SIDA e doença pulmonar obstrutiva crónica. Foi experimentada uma formulação oftalmológica para apoiar a cicatrização da córnea.

Foi relatado que a utilização de nandrolonas está associada a efeitos positivos benéficos, como o crescimento muscular, a estimulação do apetite, o aumento da produção de glóbulos vermelhos e o aumento da densidade óssea.

Os relatórios clínicos sugerem que as nandrolonas podem ser eficazes no tratamento da anemia, da osteoporose e também podem ser úteis no tratamento de algumas formas de doenças malignas, como o cancro da mama. As nandrolonas também podem atuar como um contracetivo à base de progestina.

Foi relatado que o uso de nandrolonas aumenta a absorção de cálcio e diminui a perda óssea em casos de osteoporose.

Ao contrário da testosterona e de alguns derivados da 17-a testosterona, as nandrolonas têm menos efeitos deletérios androgénicos porque são metabolizadas pela 5a-redutase no androgénio muito mais fraco 5 a-dihidronandrolona (DHN), que tem menos afinidade para os receptores androgénicos.

A ausência de alquilação no 17a-carbono reduz drasticamente o potencial hepatotóxico das nandrolonas. Além disso, os efeitos estrogénicos resultantes da reação com a aromatase também são menores devido à menor interação enzimática.

A nandrolona tem uma vantagem importante em relação a muitos esteróides anabolizantes, que é uma relação muito elevada entre a atividade anabólica e a atividade androgénica. No entanto, em doses elevadas, as nandrolonas podem produzir sintomas de virilização, como hirsutismo e agravamento da voz em mulheres e crianças com uma utilização prolongada.

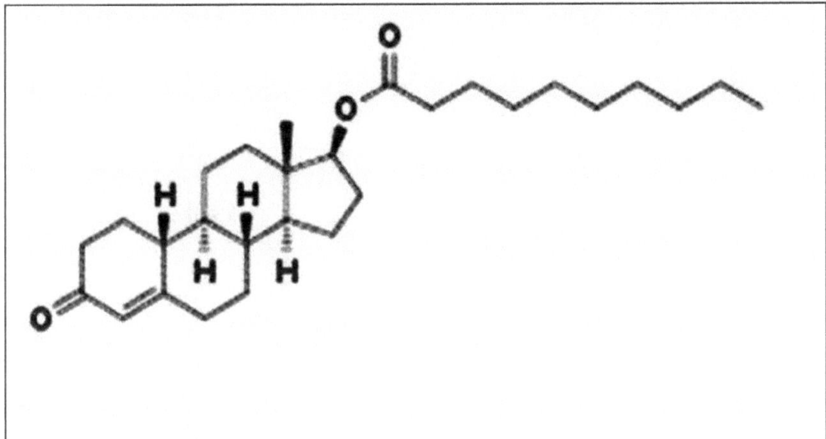

Figura 6.1: O decanoato de nandrolona (Deca-Durabolin), também conhecido como decanoato de 19-nortestosterona 170 ou 17p-[(l-oxodecil) oxi] estr-4-en-3-um, é um esteroide anabolizante e um éster de nandrolona. A sua fórmula é C28H44O3. Foi introduzido em 1962. É um dos ésteres de nandrolona mais utilizados e é comercializado em muitos países do mundo, nomeadamente nos Estados Unidos, no Canadá e no Reino Unido.

PIRITINOL

O piritinol (Figura 6.2) é um derivado da piritoxina que é comercializado em mais de cinquenta países em todo o mundo e é utilizado na Europa há mais de 20 anos.
O piritinol é também designado por dissulfureto de piridoxina. Denominações comerciais europeias Encephabol e Encefabol. É um análogo hidrossolúvel semi-sintético da vitamina Be (piridoxina HC1).

O piritinol foi produzido em 1961 pelos Laboratórios Merck através da ligação de duas moléculas de vitamina B_6 (piridoxina) por uma ponte dissulfureto. Durante mais de quatro décadas, o piritinol foi utilizado em vários países para tratar perturbações cognitivas e de aprendizagem em crianças. Desde o início dos anos 90, é vendido como suplemento alimentar nootrópico nos Estados Unidos.

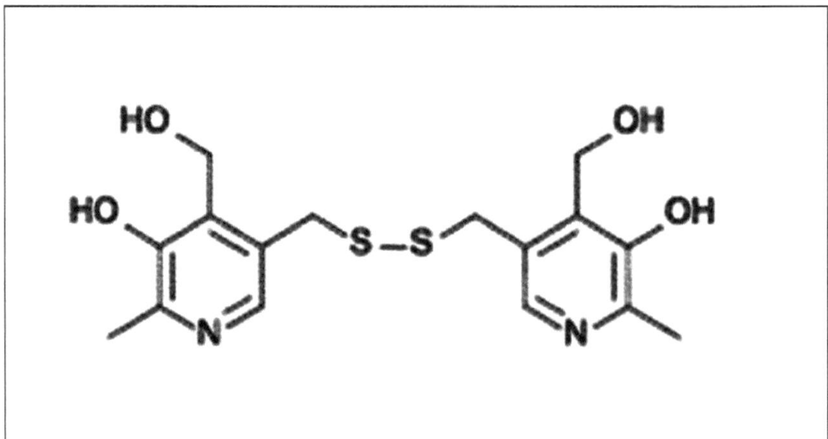

Figura 6.2: O piritinol é um derivado da pirita-ioxina, cuja fórmula é C16H20N2O4S2

O piritinol foi aprovado para o tratamento sintomático de perturbações crónicas da função cerebral, como as síndromes demenciais, e para o tratamento de apoio das sequelas de traumatismos cranio-cerebrais em vários países europeus, incluindo Áustria, Alemanha, França, Itália, Portugal e Grécia. Em França, foi também aprovado para a artrite reumatoide como medicamento modificador da doença, com base nos resultados de ensaios clínicos.
Embora o piritinol ainda não tenha sido licenciado para utilização no Reino Unido, em muitos países está disponível sem receita médica e é amplamente promovido para melhorar a memória.

Foi demonstrado que o fornecimento de sangue cerebral é aumentado pelo piritinol, resultando numa melhoria do metabolismo das células nervosas.

Nos ratos, o piritinol administrado durante 7 a 10 dias após uma lesão cerebral nociva preveniu o mau desenvolvimento cerebral e as perturbações funcionais em modelos experimentais.

Os efeitos favoráveis do tratamento precoce e a longo prazo com piritinol nas sequelas neuropsicopatológicas do sofrimento peri-natal foram confirmados num estudo clínico prospetivo controlado de 128 recém-nascidos de alto risco.

Os ratos após hipoxia pós-natal crónica ligeira apresentam sempre sequelas tardias do comportamento e alterações a longo prazo da libertação de neurotransmissores nas fatias estriatais.

Nos ratos, foi relatado que o piritinol previne o défice de aprendizagem devido à hipoxia.
Foi realizada uma investigação que relatou a nova utilização do decanoato de

nandrolona e do piritinol com o objetivo de melhorar as funções motoras e as capacidades de aprendizagem em crianças com paralisia cerebral.

DOENTES E MÉTODOS

Cinco doentes (3 do sexo masculino e 2 do sexo feminino) com paralisia cerebral que apresentavam principalmente espasticidade, hiperreflexia e atraso no desenvolvimento motor foram tratados com uma nova abordagem terapêutica utilizando injecções intramusculares (i.m) intermitentes de baixa dose de decanoato de nandrolona (12,5 mg para crianças com menos de 2 anos, 25 mg para a criança mais velha) com o objetivo de melhorar o seu desenvolvimento motor atrasado. O piritinol foi utilizado num doente, para além do decanoato de nandrolona, com o objetivo de melhorar as suas capacidades de aprendizagem.

Três doentes com 14 meses de idade, um doente com 13 meses de idade e um doente com 9 anos de idade. Os doentes com menos de dois anos tinham bons movimentos motores finos, como indicado pelo facto de agarrarem bem o lápis e comerem biscoitos sozinhos. Os doentes com menos de dois anos apresentavam um atraso no desenvolvimento da linguagem e não diziam qualquer palavra com significado.

Nenhum dos doentes tem antecedentes familiares de quaisquer doenças neurológicas.

A estimativa da idade óssea foi efectuada utilizando radiografias do pulso esquerdo antes da injeção e duas semanas após cada injeção. Todos os doentes apresentavam uma idade óssea normal ou atrasada antes do tratamento.

Todos os doentes não tinham ressonância magnética nem tomografia computorizada cerebral. O doente mais velho (9 anos) andou aos quatro anos de idade e entrou na escola primária três meses antes de ser referenciado, mas não conseguiu aprender satisfatoriamente.

Foi obtido o consentimento assinado dos pais/encarregados de educação antes da inscrição e o estudo foi aprovado pelo Comité Científico da sede iraquiana do Copernicus Scientists International Panel (Bagdade, Iraque). As pacientes foram monitorizadas semanalmente para detetar o desenvolvimento de hipertensão e sinais de virilização

RESULTADOS

A utilização do decanoato de nandrolona foi associada a um efeito dramático no desenvolvimento motor em todos os doentes, sem a ocorrência de quaisquer efeitos adversos. A melhoria motora foi mantida oito semanas após a segunda injeção.

A utilização de piritinol foi associada a um efeito dramático nas capacidades de aprendizagem sem a ocorrência de quaisquer efeitos adversos.

Apenas num doente foi observado um ligeiro avanço da idade óssea.

PACIENTE UM

O primeiro paciente era um menino de 14 meses com paralisia cerebral causada por asfixia de nascimento.

A criança teve uma sucção e alimentação deficientes durante a primeira semana de vida. Apresentava também iterícia fisiológica.

O controlo da cabeça só foi conseguido após um ano de idade. O rapaz tem três irmãos saudáveis com 3, 4 e 6 anos de idade. Os pais notaram um sorriso social antes das 12 semanas de idade.

Antes do tratamento, a criança era incapaz de passar da posição supina para a posição sentada sozinha, incapaz de manter a posição sentada quando colocada na posição sentada. A criança não gatinhava, mas ocasionalmente rolava para os lados.

O tratamento incluiu duas injecções i.m de decanoato de nandrolona com um intervalo de duas semanas.

A resposta foi evidente após uma semana. A criança conseguia sentar-se sozinha e tentava pôr-se de pé. Uma semana após a segunda injeção, já andava com confiança, segurando nos móveis e dando um a dois passos sozinha.

PACIENTE DOIS

O segundo doente era uma rapariga de 14 meses com paralisia cerebral de etiologia indeterminada. A rapariga apresentava uma ligeira deformidade redutível dos equinos.

A sua sucção e alimentação foram fracas durante a primeira semana de vida. Também apresentava iterícia fisiológica. Durante a gravidez, a mãe era anémica e recebeu ferro intravenoso e antibióticos para infecções ginecológicas.

Gatinhava e conseguia sentar-se sozinha. Tinha um fraco controlo da cabeça quando era puxada para a posição sentada.

As radiografias do pulso esquerdo mostraram uma idade óssea atrasada; as radiografias do pulso mostraram apenas dois ossos.

O tratamento incluiu Baclofeno 2,5 mg por dia e três injecções i.m. de decanoato de nandrolona 12,5 mg num intervalo de quatro semanas.

A resposta foi óbvia após a terceira injeção de decanoato de nandrolona, quando a rapariga esteve sentada sozinha durante 15 minutos.

PACIENTE TRÊS

O terceiro paciente era uma menina de 14 meses com paralisia cerebral causada por asfixia de nascimento

Os pais não eram familiares. A rapariga tinha um irmão saudável de 3 anos.

A rapariga conseguia rolar da posição supina para a posição prona, mas não conseguia sentar-se sozinha. A menina não gatinhava e tinha um fraco controlo da cabeça.

O tratamento incluiu duas injecções i.m de decanoato de nandrolona 12,5 mg num intervalo de 2 semanas.

A resposta foi observada uma semana depois de receber a segunda injeção de decanoato de nandrolona. A doente estava sentada sozinha e tinha um bom controlo da cabeça. Duas semanas após o tratamento, as radiografias ósseas mostraram um ligeiro avanço da idade óssea com a presença de quatro ossos no pulso.

PACIENTE QUATRO

O quarto paciente era um menino de 13 meses com paralisia cerebral de etiologia indeterminada. O menino estava sentado durante cerca de um minuto e também gatinhava.

A resposta foi observada duas semanas após a injeção de nandrolona. Estava sentado por tempo indeterminado e segurava-se nos móveis.

PACIENTE CINCO

O quinto paciente era um menino de 9 anos com paralisia cerebral causada por asfixia de parto. Os pais eram consanguíneos. O menino tinha três irmãs de

3,5, 6 e 12 anos, respetivamente, com desenvolvimento normal. O rapaz apresentava também estrabismo esquerdo associado a hipermetropia que foi corrigido com óculos.

O rapaz apresentava fraqueza dos membros inferiores, mais acentuada no membro inferior esquerdo (hemiparesia).

Conseguia andar cerca de 20 metros antes de precisar de descansar. Também conseguia subir as escadas com dificuldade e segurando as barras. O rapaz não conseguia manter-se de pé num só pé. Alimentava-se de forma autónoma. O rapaz tinha graves problemas de aprendizagem na escola e não era capaz de desenhar um círculo

O tratamento incluiu Piritinol 100 mg uma vez por dia durante a primeira semana, aumentado para duas vezes por dia a partir da segunda semana. Três injecções de 25 mg de decanoato de nandrolona foram administradas de 5 em 5 dias.

A mãe foi instruída a intensificar o seu esforço para aprender a desenhar um círculo, um quadrado e as letras do alfabeto.

A resposta foi evidente após quatro semanas de tratamento. Conseguiu andar durante mais de 10 minutos sem descansar e aprendeu a desenhar um círculo, um quadrado e as letras do alfabeto árabe.

DISCUSSÃO

Os anabolizantes têm sido utilizados na distrofia muscular. Nos EUA, o agente anabólico oxandrolona está aprovado pela FDA para utilização em doenças neuromusculares, incluindo a distrofia muscular de Duchenne e de Becker. No entanto, os anabolizantes ainda não foram estudados noutras doenças neurológicas, como a paralisia cerebral.

Em estudos experimentais em ratos, foi demonstrada a eficácia dos esteróides anabolizantes na doença miopática experimental. A indução da regeneração do tecido muscular pelos esteróides anabolizantes foi demonstrada e possivelmente contribuiu para o efeito benéfico observado em doenças associadas à fraqueza muscular.

Ao contrário das doenças neuromusculares, a paralisia cerebral é uma doença não progressiva e o efeito benéfico dos esteróides anabolizantes pode ser mais duradouro.

A utilização de baixas doses de anabolizantes no início da paralisia cerebral pode estar associada a um avanço no desenvolvimento motor e contribuir para uma reabilitação precoce.

Embora os derivados não alquilados da testosterona não estejam associados a danos hepáticos em doses normais, devem ser utilizados com grande precaução em crianças devido aos seus efeitos virilizantes e ao risco de encerramento prematuro das epífises.

Os esteróides anabolizantes têm sido utilizados em casos de nanismo quando a idade óssea é muito inferior à cronológica. Assim, o avanço da idade óssea pode ser evitado através da utilização intermitente e do controlo rigoroso da maturação do esqueleto.

CONCLUSÃO

O tratamento de perturbações neurológicas difíceis exige uma ponderação cuidadosa dos possíveis efeitos secundários indesejáveis associados à utilização persistente em perturbações graves, uma vez que os benefícios nesses casos podem ultrapassar os possíveis riscos, especialmente quando esses riscos podem ser evitados através de uma utilização devidamente qualificada.

A utilização deste novo regime terapêutico foi associada a um efeito dramático no desenvolvimento motor e nas capacidades de aprendizagem sem a ocorrência de quaisquer efeitos adversos em todos os doentes tratados.

BIBLIOGRAFIA

Tilton AH. Intervenções terapêuticas para as anomalias do tónus na paralisia cerebral. NeuroRx. 2006 Abr; 3(2):217-24.

Al-Mosawi AJ. Experiência com raquitismo refratário resistente à vitamina D e agente anabólico derivado de alquil testosterona não-17a. Therapy (London) 2005; 2 (1): 91-94.

Al-Mosawi AJ. Efeito dramático de um anabolizante derivado da alquil testosterona não-17 a no crescimento de uma criança com acondroplasia a curto prazo. Therapy (Londres) 2006:3(5): 605-607.

Laurence DR, Bermet PN. Hipófise e hormonas sexuais contraceção, cravagem. Prostaglandina. In: Clinical Pharmacology 5th ed., Laurence DR, Bennett PN (Eds), 759-792 (1987).

Laurence DR, Bennett PN. General Pharmacology In: Clinical Pharmacology 5th ed., Laurence DR, Bennett H PN (Eds), 104-169 (1980).

Orr R, Fiatarone Singh M. The anabolic androgenic steroid oxandrolone in the treatment of wasting and catabolic disorders: review of efficacy and safety. Drugs. 2004; 64(7):725-50.

Silver HK, Peterson RG, Rumack BH. Terapia medicamentosa. In: Current Pediatric Diagnosis & Treatment 9th ed. Kempe CH, Silver HK, O Brien D, Fulginiti VA (Eds) Appleton & Lang, CT, USA. Kempe CH, Silver HK, O'Brien D, Fulginiti VA (Eds) Appleton & Lang, CT, USA, 1093-1105 (1980).

Lemmel EM. Comparação entre o piritinol e o auranofm no tratamento da artrite reumatoide. Br J Rheumatol 1993; 32: 375-82.
9-Benesova O. Desenvolvimento cerebral deficiente e desvios neuro-comportamentais retardados, induzidos por insultos perinatais, e possibilidades da sua prevenção. J Hyg Epidemiol Microbiol Immunol. 1983; 27(4):373-80.

Lun A, Gruetzmann H, Wustmann C et al. Effect of pyritinol on the dopaminergic system and behavioural outcome in an animal model of mild chronic postnatal hypoxia Biomed Biochim Ata. 1989; 48(2-3):S237-42.

Bardelli M, Simonetti E. Distrofia muscular progressiva experimental e seu tratamento com doses elevadas de agentes anabolizantes. Itai J Orthop Traumatol 1978; 4(1):115-27.

Bergink EW, Janssen PS, Turpijn EW, van der Vies J. Comparação das propriedades de ligação aos receptores da nandrolona e da testosterona em condições in vitro e in vivo". J. Steroid Biochem 1985; 22 (6): 831-6. PMID: 4021486.

Kiernan AT. Farmacologia dos esteróides anabolizantes. Br J Pharmacol 2008; 154 (3): 502-21. PMID 18500378.

Pan MM, Kovac JR. "Além do cipionato de testosterona: evidências por trás do uso de nandrolona na saúde e bem-estar masculinos". Andrologia e urologia translacional 2016; 5 (2): 213-9 . PMID: 27141449.

Wijnand HP, Bosch AM, Donker CW. Parâmetros farmacocinéticos da nandrolona (19-nortestosterona) após administração intramuscular de decanoato de nandrolona (Deca-Durabolin) a voluntários saudáveis. Ata Endocrinol Suppl (Copenhaga) 1985; 271: 19-30. PMID 3865478.

Hindmarch I, Coleston DM, Kerr JS. Psychopharmacological effects of pyritinol in normal volunteers". Neuropsychobiology 1990; 24 (3): 159-64. PMID: 2135070.

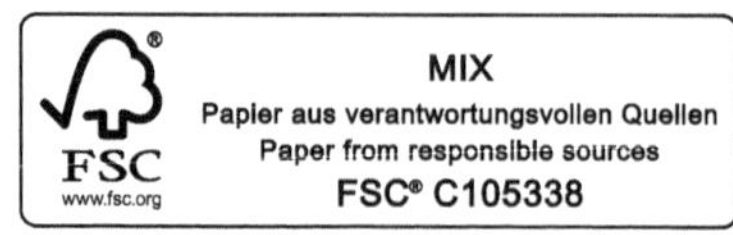

Printed by Books on Demand GmbH, Norderstedt / Germany